在宅医が看取りを通して語る

# 逝くひとに学ぶ

二ノ坂保喜　後藤勝彌

木星舎

## 在宅ホスピスの風景ー1

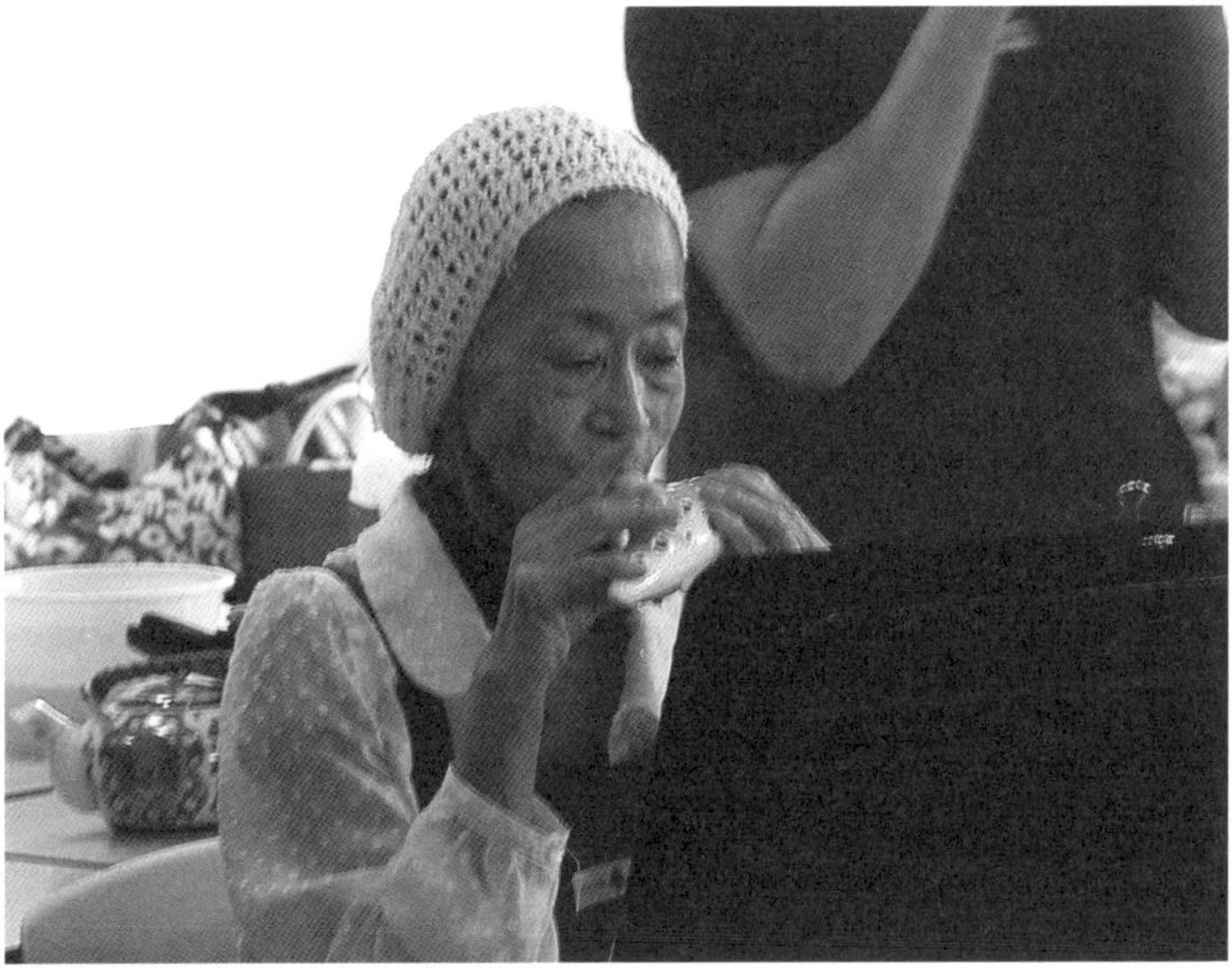

本書の表紙、また本文中の「在宅ホスピスの風景」に使用した写真は、内容に対応するものではなく、にのさかクリニックで在宅ホスピスをされた患者さんとご家族、またスタッフの一場面を紹介するものです。
また、本文に出てくる患者さん、ご家族の名前はすべて仮名です。

# まえがき

この本は、さまざまな不治の病を抱えた患者さんと家族、そして医療・看護・介護に従事する人を対象として、人はどのようにして死んでいくのか、死にゆく人の気持ちや願いは何なのか、そして人生の最期を支える人の思いや振る舞いが、死にゆく人にどのように作用するのかといったことについて、私たちのクリニックでの二十年間の看取りの経験に基づいて書いたものです。

一年前のこと、岩柳さんという中年の男性がクリニックの外来に相談に来ました。奥さんは五十一歳の専業主婦ですが、子宮がんが再発し抗がん剤による治療を行っていると言います。岩柳さんは「先の見えない入院で、妻は『不安で気が狂いそう』と毎日泣いています」と憔悴しきった表情で訴えます。

岩瀬さんの奥さんは七年前に大学病院で子宮がんの手術をしたのですが、五年前に再発し、再び開腹手術を受けています。そのとき、骨盤腔内に広がっている腫瘍はほとんど切除できたものの、腫瘍は腸管にも浸潤していたため人工肛門を造ることを勧められたそうです。

しかし、本人が「それぱかりは、どうしてもイヤ」と拒否するので、抗がん剤による治療を開始したそうです。その後、何度も腸閉塞を起こし、さらに腸に浸潤した腫瘍が破れて、下肢に便が漏れ出て筋肉が壊死するガス壊疽まで起こしてしまうことになり、その時は、緊急手術を受けて一命を取り留めたのですが、その翌日に人工肛門造設術を受けています。

「今、一番お困りのことはなんでしょうか」と尋ねると、「主治医と合わないことです。前の主治医は神経質な妻の性格を受け入れて対応にも気を付けてくれていましたが、昨年、交代した新しい主治医は腰が引けているというか、苦手だなという様子がこちらにも見えます」「そして、今回の抗がん剤治療を始める前に『この治療で最後になる』と言われ、代替案も出してくれない。突き放したような言い方で、本人は耳をふさいで大泣きしました。妻は自分の病気のことをわかっているようですが、治らないと言われることには耐えられないでしょう。治療を続けていると思わせながら最期を迎えさせたほうがいいのかなと思います」

そして、がんの末期だということは本人には言わないで欲しい。最期まで自宅で看たい、その覚悟はあると言いました。

病気が激しい勢いで進むなか、岩柳家で在宅ホスピスが始まりました。日常生活の細々したことにまで自分の流儀を通さずにおかない奥さんの性質ゆえ、在宅ホスピスには大きな困難が予測されました。事実、介護者からの提案を容易に受け容れなかったり、不安が募ってパニック状態となったりして周りの人に激しい言葉をぶつけ、事態を一層難しくすることも再三ありました。

しかし、訪問看護師から脚のマッサージを受けながらゆっくり話を聞いてもらえるようになると、岩柳さんは「妻の目の輝きが戻ってきた。家に帰って来てよかった」と喜ばれるようになってきました。とくに彼女の状態を劇的に好転させたのは、「食べたい」という気持ちに、私たちのチームができるだけ沿おうとしたことでした。それまでも、重湯や吸い物などを少量飲むことができていましたが、吐気・嘔吐の出現回数が増えると、これからさらに食べられなくなるのではないかという不安が募っていました。

終末期医療では、延命のために点滴や輸血はしないという原則があります。しかし、彼女の場合は、病院という非日常的な空間に閉じ込められて、次から次へと心身に対するストレスの大きな治療を受けてきた結果、すっかり衰弱していました。そのため、栄養状態を改善するのが先決問題と考えて、関連病院に数日間入院して中心静脈栄養をするためのポート*埋め込み手術を受けてもらうことにしました。その結果、安全かつ確実に栄養の点滴ができるようになりました。

予想外だったのは、退院してくると「病院の食事が美味しかった。柔らかく作ってあれば食べられる。うれしくて涙が出ました」と言ったことです。そこでクリニックの管理栄養士が自宅を訪ねて、夫や義母と一緒に調理して食卓を囲むと「食べたかったものばかり。美味しい！」と大喜びしました。

それから週に一回、好みのもの、食べたいものを管理栄養士が聞いてメニューをつくり、家族が食材をそろえて一緒に調理するようになりました。食べたいものを食べ、中心静脈栄養を併用することによって栄養状態が改善すると、精神的に安定してパニック発作を起こすことも少なくなりました。

彼女は、当初の予想を遙かに超え、在宅ホスピスを開始してから五カ月間を自宅で過ごすことができました。

＊必要な時にいつでも抗がん剤や高カロリー輸液の点滴を行うことが出来るように胸や腕の皮膚の下に埋め込まれた小さな器具で、先端は中心静脈に入れた細い管（カテーテル）に接続されている。

先の展望の持てない入院生活をしていた岩柳夫人が自宅に帰って平穏に死ぬことができたのは、彼女の死をめぐるさまざまな状況が改善されたからと考えられます。

しかし、彼女自身は、迫りくる死を受容できていたのでしょうか。私は、できていなかったと思います。我が国の社会には死について語り合う機会は少なく、死についての教育はほとんどありません。日本人には宗教的なバックグラウンドが希薄で、大部分の人は死についての話題は避けようとする傾向があります。病いの進行と間近に迫る死を悟って惑乱する岩柳さんを敬遠し、臓器の問題に逃避しようとする大学病院の主治医の対応は、これまでの医学教育が死そのものを取り上げてこなかったことの反映と考えられます。

対照的に終末期の患者のケアに携わっている専門職の多くは、死にゆく過程の人やその家族により現実的で、血の通った対応ができているように思います。岩柳夫人の最後の日々に大きな転機をもたらした管理栄養士も、そのような一人でした。

在宅ホスピスに関する世間の認識はまだ極めて浅く、在宅に移行することは一種の諦めではないかという受け取り方があるように思われます。また医師・看護師をはじめとする病院の医療スタッフも、在宅でできることは限られていると考えています。そうではなくて、医療の目的が変化した終末期には、患者にとって役に立たなくなった検査や治療は行わないというだけのことです。医学的に打つ手がなくなってもそれで終わりではなく、病院を離れて自宅に戻ってからこそ患者さんは本当の自分を取り戻すことができるのです。

それは岩柳夫人のケースを見ただけでも明らかです。在宅ホスピスでは生物的な時間の延長を図るのではなく、生命・生活の質を最優先します。それは患者の一人一人に寄り添って、その人を全体として看ることによって達成されます。それゆえ、今、苦痛と苦悩の中にいる患者と家族と共に医療・看護・介護従事者が日々苦闘しながら創造する一回限りの仕事と言えます。そして、このような仕事は多くの人々の助けなしには成り立たないものであるがゆえに、地域の人々の死生観の深化を促すことにもつながるのです。

肝心なのは在宅ホスピスに移行するタイミングです。

そのため、すべての病院職員は患者さんを早く家に帰すことを前提に医療に励んでほしいと思います。

私たちのクリニックでは、今に比べて遙かに条件が整っていなかった二十年前から在宅ホスピスに取り組み、これまでに約八百人の方の看取りをしています。その中から四十数人の方を紹介します。そして、在宅ホスピスを始めた頃の当惑、ご自身を取り戻していかれた過程、四季折々の自然の恵みや周囲の人々から与えられた楽しみと喜び、そして病気との闘いを終える時に遺されたメッセージなどを経時的に書いていきました。執筆にあたっては、当事者（ご遺族）の了解をいただき、仮名として、個人が特定できないように配慮しています。ご協力くださった方々にはここに改めて、心よりのお礼を申し上げます。

すべてのケースが、私たちが看取りをした八百人の患者さんとそのご家族が織り成す、色彩豊かなタペストリーの一部をなすものだと理解していただければ幸いです。

常に最期まで患者さんに寄り添うという姿勢で在宅を続けている看護師、医師、ソーシャルワーカー、事務職員、管理栄養士に満腔の敬意を表します

後藤　勝彌

MOKUJI

# はじめに

今の日本で、家族や友人にがんやアルツハイマー病を患ったり、そのような病気で亡くなったりした人がいないという人は少ないと思います。つい最近まで、ほとんどの人は病院で亡くなっており、医療や介護の専門職だけが死にゆく人のケアをしていました。しかし、最近行われた調査によれば、日本人の七〇％が自宅で最期を迎えることを望んでおり、国もこれ以上の医療費高騰を抑えるために在宅療養を推進するようになってきました。

その結果、病院に閉じ込められていた病気に伴う苦しみが、今や家庭や社会に溢れ出てきた感があります。ところが家族の介護をする人の多くが核家族で育ったため、人が死ぬのを身近に見たことがないというのが実情で、制度の不備と相まってさまざまな混乱が生じています。

本書は、二ノ坂保喜さんが日本医師会の赤ひげ大賞を受賞したのを契機として、にのさかクリニック開院以来二十年の間に看取りをした患者さん約八百人の中から在宅ホスピスの実情を学び、現代日本人の死生観を知るのに適した事例を毎週一つずつ一年間かけて見直していった記録を元に、私・後藤が加筆したものです。毎回、在宅療養では初心者の私が、在宅ホスピスのパイオニアである二ノ坂先生にさまざまな疑問をぶ

＊全国の都道府県医師会から推薦を受けた医師の中から、地域に密着して献身的な医療活動に取り組んだ医師が毎年五人選ばれて与えられる賞。（主催：日本医師会、産経新聞社。後援：厚生労働省など）

つけ、ともに考えていくというかたちで行っていきました。
はじめに簡単に私たちが、医師を目指したいきさつに触れたいと思います。

**二ノ坂** 僕は一九五〇年、長崎に生まれです。実家は、浦上天主堂の下にありました。そこで育って、すぐそばのカトリックの幼稚園に通いました。クリスマス聖誕劇でヨゼフ様の役をしたんですけどね。ヨゼフ役って、黙って座ってるだけなんですよね。覚えているのは、イエス様が生まれてみんながお祝いに来る。貧しい女の子が、自分は何もあげるものがないからと掃除をするんですが、その役をしたのが、ひろみちゃんっていう可愛いらしい女の子だったんですよ。
幼稚園のそばに如己堂《にょこどう》ってあるんですが、長崎大学医学部の放射線科の教授・永井隆博士が編んだ庵です。ご自身が白血病でした。原爆投下のあと、一所懸命被爆者の救護にあたった方です。先生はご存じですね。その後、白血病が悪化して、この如己堂で著作をしながら亡くなられた。僕はそのそばを通って山里小学校に通っていました。

**後藤** 私は一九四一年に長崎の出島で生まれました。太平洋戦争開戦の年の生まれです。私の記憶の始まりは果てしなく広がる爆心地の風景です。私が原爆で死ななかったのは、父親に三度目の召集がかかったからです。お陰で父は、学徒動員の学生を引率して通っていた浦上の兵器工場で曝死することを免れ、母は四人の子どもを連れて田舎に疎開したので、私の一家は原爆の惨禍を免れたのです。
戦後一年経って、長崎に戻った父がまずやったことは、一家を爆心地に連れて行くことでした。白々と真夏の陽に照り映える瓦礫の山の中を、喉の渇きに悩まされながらひたすら歩いたのを覚えています。

十一歳の時に、父の転勤にともなって福岡に出て来ました。福岡で得た親友の父親が開業医で、家族の誰かが病気になるとその先生の往診を求めたものです。先生の乗り物は自転車からスクーター、そして小さな自動車に変わりましたが、胸に聴診器を当て腹に手を当てる丁寧な仕草、考え深げな表情、身にまとった消毒薬の匂いは、いつも安心と慰めをあたえてくれました。

私の友人は当然のこととして医師になるものと決めていたので、彼がなるなら私もと医師を目指した次第です。二ノ坂さんは、長崎西高卒ですね。

**二ノ坂**　はい。そこから長崎大学に行きました。僕が大学入試を受けたのが一九六九年で、目指していた国立大学の入学試験がその年、学生闘争のため中止になり、結果として地元の長崎大学の医学部に行くことになったんです。それから八年かかって、七七年に医学部を卒業しました。

医者になって大学病院で卒後研修を二年間やって、大阪の府立病院で救急の勉強をしました。

僕なりに、医師としてのキャリアの前半を外科と救急をやっていた時代、後半を地域医療や在宅をやってきた時代とに分けています。大阪府立病院救急診療部は、今で言う三次救急[**]です。命に関わる状態の患者さんが一日何台もの救急車で運ばれて来るところです。ですからその当時は、治すための医療、積極的な医療を一所懸命やるのが医師の務めだと信じていました。言ってみれば「往きの医療」、どんどん積極的にやっていく医療という意味です。

＊＊心肺停止、大やけど、脳卒中など生命の危機に瀕している患者で、集中治療室での身体状況の管理が最優先される場合をいう。

自分が一所懸命やることで、その人が健康を取り戻す、生活を取り戻していくことに大きな喜びを覚えて無我夢中で働いたものです。

後藤さんは、医師としてのキャリアは神経内科医からスタートしたのでしたね？

**後藤** 私が神経疾患のスペシャリストを目指したのは、当時は神経学の黎明期で我が国にも神経内科という専門科ができたばかりの時代で、私が出た大学には我が国の神経学のパイオニアが何人もいたからです。画像診断の登場する以前のことですから、彼らはハンマー、ピン、筆といった簡単な道具を使って診察し、理論的な思考を重ねて診断をつけていました。患者さんが亡くなるとほとんどの場合、遺体を解剖して診断を確かめていましたが、病変のある部位も病理も見事に当たっているのを何度も目の当たりにしてこれぞ臨床医学の華と思ったからです。

研修半ばで私たちの世代は市中病院に出されてしまいましたが、幸いなことに私が赴任した病院には数人の極めて優秀な先輩がいて懇切な指導を受けることができました。なんとか患者さんを自分独りで診ることができるようになって、人口十万人に一人などという稀な神経病の患者さんを見つけたり、英文で症例報告を書いたりして得意になっていました。しかし、日々押し寄せて来る患者さんの中には大勢の脳卒中の患者さんもいたのですが、脳卒中の患者さんたちは目の前で半身不随や失語症になったり昏睡状態になったりして次々に死んでいく……。これをなんとかするのが先決ではないかと思って、当時の脳卒中研究のメッカだった秋田県の脳卒中センターに移って脳卒中に宗旨替えしたのです。

その頃の秋田は脳卒中の頻度が「県民病」と呼ばれるほど高かったのですが、当時はＭＲＩはおろか

ＣＴもまだ発明されていない時代で、主な診断法は脳の血管に造影剤を注入して脳血管のレントゲン写真を撮る脳血管撮影だけでした。高度の動脈硬化のため延長・蛇行した脳血管の奥深くカテーテルを入れて毎日十例も脳血管のレントゲン撮影をしているうちにカテーテル操作の技術も磨かれ、ある日突然カテーテルの先が脳の血管病変の入り口まで届いていることに気付いたのです。そこでカテーテルを使って血管の中から脳卒中の治療ができないかと考えるようになって、初歩的な脳[***]血管内治療を始めました。

それは一九八〇年代は初めのことでしたが、その頃、ソ連、アメリカ、フランスで同時多発的に脳血管内治療が誕生しました。そこで私もこれらの国々の先進的なセンターにせっせと出かけて行っては研究者と交流を重ね、彼らの持っている技術と知識の習得に努めました。「メスを使わない脳外科手術」とも呼ばれる脳血管内治療の黎明期のことです。今では、脳血管内治療は、脳卒中や脳血管病治療の大きな柱となっていますけど。

ところで、救急医療にいた二ノ坂さんが地域医療や在宅療養にシフトしたのはどうしてですか？

**二ノ坂**　積極的に医療をやっていくことで、ほとんどの人が健康を取り戻し、元の生活に戻っていきましたが、一方で、自分が一所懸命やっても三人から四人に一人が亡くなった。いろんなかたちで亡くなっていくんですよ。来てからすぐ亡くなる人もいるし、いったん助かったけれども、やっぱりがんの再発などで亡くなる人もいる。それに対して自然な流れだからしようがないと考えたり、あるいは医者は無力

＊＊＊脳に出入りする血管にカテーテルを入れて、血管の中から手術する新しい治療法。脳の血管の病変とくに動脈瘤、動静脈奇形、動静脈瘻、血管狭窄や閉塞が対象。開頭手術に比べ心身へのストレスが少ないのが利点。

だとか、医療というのは力がないんだと感じたりもしました。要するに、治せるときはいいんです。医者は一所懸命やって治して、それで医者も患者も喜んで……。

でも、治せないときとか、再発して、死が見えたときにどうするか。その頃は、あんまりそういうことを考えなかった。死は医者の敗北だと考思っていたので、もうそこで思考がストップしている。患者さんが亡くなった……、それでもう医療も終わりなんだという考え方でした。

でもよく考えたら、再発して、医療がもう届かなくなってからが、患者さんは苦しい。医療が届かなくなったということは、病気はどんどん進んでいって死に至るわけですから。そうなったときに、医療がどういう役割を果たすのかっていうのが、本当は考えなければいけない問題だということを今さらながら思います。

米沢慧さんが「還りの医療」と言われた医療、行け行けどんどんじゃなくて、人が大地に還っていくための医療。それが必要なんだ、だから医療というのは、「往きの医療」と「還りの医療」があるんだということを、米沢慧さんから教わりました（『「還りいのち」を支える』主婦の友社　二〇〇二年）。

ところで、分秒を争うような脳卒中や脳血管病治療の現場で永年働いていた後藤さんが在宅医療に従事しようと思ったのはどういうことですか？

**後藤**　アメリカ留学を終えて、我が国初の脳血管内治療科を市中病院に作ってもらって大学を離れると、脳外科医が「さじを投げた」患者さんが南は沖縄、北は北海道、はては隣の国からも紹介されて来るようになりました。その頃、「あの患者さんどうしているかな？　年賀状も来ないが」とぼやいた若い同僚を、「病院の門を一歩出た瞬間に、病気のことも私たちのことも忘れられるのが最も成功した治療の証だ」とたしなめたものでした。この言葉は、私たちと患者さんとのつきあいがほとんど病院内に留まっていたことをも端的に表わしています。それは、実は神経内科医時代にもあったことでした。

新米の神経内科医であった私が悪戦苦闘していたのは、全国の市中病院では二番目にできた神経内科でした。北九州重工業地帯にある百万都市で唯一の神経内科だったので、毎日押し寄せる患者さんに診断を付けて薬を処方したり、脳外科に頼んで手術してもらったりして後方病院にまわすのが関の山でした。その患者さんがどのような経過をたどって、どのような最期を迎えるのか見届けるゆとりはなかった。このような状態で神経内科医を四年間続けた後、燃え尽きてこの領域を離れた次第です。

二ノ坂先生にお会いした頃、私は脳血管内治療医として心技ともに最も充実していた頃でしたが、もう自分の使命は果たしたと思ってこの世界を去る決心をしたばかりでした。その一方で、私が急性期にのみ関わっていた患者さんたちのその後がたどれるような仕事がしたいと思うようになっていました。そうすることによって、はじめて私の医師としてのキャリアも完結するのではないかという思いが募ってきました。初めて先生の往診について行ったときにわかったんです――治療の方法も尽きたあと、その人がどのように生き、最期を迎えるかについて私はほとんど何も知らなかったのだと気づいたんです。

**二ノ坂**　そうでしたか。僕自身のことをもう少し振り返ると、医師としてのキャリアの後半を現在も含めて、「地域医療と在宅ホスピスの時代」と言えると思うんですよ。

僕自身の気づきは、長崎の田舎の病院で働いているときにありました。田舎では、家族はみんな農業や漁業に従事しているわけですから、じいちゃんやばあちゃんを連れて来るために一日時間をつぶすわけにはいかない。そうすると、じいちゃん、ばあちゃんはバス停までとことこ歩いていく。田舎ですから、バス停までの距離がけっこうある。よたよたしながらバス停まで歩いて、バスに乗って病院まで行く。それよりはこっちから出かけて行って、ばーっと回ったほうが患者さんも便利だし、往診ですから診療費も高い。「お互いに楽だし得」ということで、そういうことをやっていました。

ですけれども、ただ単にお互いが楽だから得だからというだけではなく、実際に患者さんのお宅に行ってみると、そこでその人がどういう生活をしているかが、だんだん見えてくるんですよ。病院ではよれよれのじいちゃんが、家に居ると結構そのじいちゃんが中心だったりする、ばあちゃんが主婦の役割を果たしている、そういう生活が見えてくる。病院では真面目そうなじいちゃんが、家じゃ酒ばっかり飲んどるとか、いい悪いは別にして、そういう生活が地域で医療をやったときに見えてきました。

そういうなかで、医療とは何なんだろうと考えたときに、人生とか生活とかいのちとかを支える大きな柱だと思うようになりました。〝いのち〟は英語ではＬＩＦＥと言います。ＬＩＦＥは生活、人生、いのちといった日本語に訳されます。僕たちが毎日、患者さんと接するのは「生活」の場面です。それは、今の時点、あるいは近い時点の生活ですね。「人生」というと、もうちょっと深いところの……その人のいろんな歴史や関係性を含めた人生っていうのがある。「いのち」っていうのはもう一段深みのある言葉ですね。

いのちにも二つあって肉体的ないのち……目に見えるいのち、僕たちがこうやって生きているいのち。

医療はそれを対象にします。肉体的いのちをかたちづくっているいろんな臓器や細胞が故障したときに病気になる。それを修繕していくのが医者ですね。修繕……修理じゃない、修復していく。

一方、僕たちの目に見えないいのちもある。いのちというか、目に見えない部分がある。それは話せば難しいですけど、人は皆、目に見えないいのちがあるっていうことを前提としていますね。僕は別に、キリスト教徒ではないけれど、神様はいると思っています。神様、もしくは人智を超越した力を持った、なにものかがいるだろうと思ってます。

**後藤**　極限状態でいのちと対面している医療従事者には、そういった思いをもっている人は多いように思います。実は私も超越者といいますか、人智を越えた力を持った何者かが存在するということを悟った神秘体験と言ってもいいような不思議な出来事を体験したことがあります。

それは九〇年代初めのことですが、いつものように脳の動静脈奇形を治療するために脳の動脈の奥まで極細のカテーテルを進めました。ところが病巣に流入している動脈は動脈硬化がひどくて曲がりくねっているため、どうしてもカテーテルを病巣の中まで進めることができなかったんですね。無理をすれば血管を突き破って激しい出血を引き起こして患者を即座に昏睡状態に陥れてしまう、そこで撤退すれば死が待ち受けている患者を絶望の淵に追いやってしまうことになりかねない。頼れるものは自分だけというのっぴきならない状況で、私は指先の感触だけを頼りに試行錯誤を続けていました。

孤独で重苦しい時間が果てしなく続くように思えた時、ふと私の腰や背の辺りを支えているなにものかの存在を感じたのです。それは部屋全体に広がって私を包みこんでくれているのです。周りを見ても大型のコンピューターが何台も鎮座していて、それを冷やす空調の音がブンブン響いているだけ。再び行きづまって焦りと不安感に苛まれるような状態になると、それはまた部屋の隅から広がってきて私を包みこむように支えてくれる。それを繰り返しているうちに無事に手術を終えることができました。

その後、何度も私は自問しました。「見つめても何も見えない、だが確かにそこに居るのを感じたあれはいったいなにものだったのだろう?」と。本を読んでもわずかなヒントすら得られませんでした。今でもその時と何も変わっていませんが、この疑問を抱き続けていることによって、この人生には決して説明できず、ただ証しするしかないことがあるのだということが受け入れられるようになったのです。

私たちは人生の転機となるような出来事を経験することがあります。二ノ坂さんの考えを深めさせてくれた体験、出会いはなんですか。

**二ノ坂**　僕にとって非常に大きかったのは、卒後十年目くらいに出会った『ホスピスへの遠い道』(春秋社一九九九年)という本です。著者は僕が高校生の頃ベストセラーになった『南ベトナム戦争従軍記』(岩波新書　一九六五年)を書いた岡村昭彦です。僕はこの本の中で、三つのテーマをもらいました。バイオエシックス、それからホスピス、もう一つはアイルランドですね。

バイオエシックスは、基本的には僕たち一人一人が、いのちとどう向き合うのかということです。医学はどんどん進んでます。医学が発達すると、治療法や薬などを選択できるようになってくる。そうすると、与えられたものに対して、僕たちがどうするかという問題だけではなく、どういう選択をするのかという非常に難しい問題、人間としてどうあるべきかという問題が出てくる。そういうことまで含めて、一人一人の倫理観、道徳観の問題だけではなく、それが社会全体に及ぼす影響、政策としてはどうするのか、というような問題を広く考えていこうというのが、バイオエシックスです。

二つめがホスピスです。さっき医療には「往きの医療」と「還りの医療」があると言いました。一九六七年は医療界でいろんなことがあったんですけど、一つは南アフリカでクリスチャン・バーナードという心臓外科医が、世界で初めて心臓移植を行いました。それからもう一つ、北半球では、イギリスでシシリー・ソンダースの手によってセント・クリストファー・ホスピスが誕生しました。これが初めての現代的な意味でのホスピスです。

心臓移植というのは「往きの医療」、今の医療の進み方の行き着くところです。一方、人間のいのちには限りがある。いろんな病気で人は亡くなっていく。「往きの医療」だけでは不十分じゃなかろうか。だから、「還りの医療」の部分をもっと丁寧に行い、最期までいのちをサポートしていくべきじゃないか……ということが、ホスピスの考え方です。

ホスピスの歴史とか、アイルランドの今とか、それからIRAとか、いろんな問題を語るときに、この数百年にわたるイギリスの植民地支配を抜きには語れない情況があります。かなりひどかった。『アンジェラの灰』（フランク・マッコート著　新潮クレスト・ブック　一九九八年）という本の中に、本当に貧しい時代のアイルランドの様子がありありと書かれています。そういう貧しさのなかで、メアリ・エイケンヘッドという一修道女は、これをなんとかしなければいけない、貧しいだけではなく、プロテスタントから虐げられているカトリックの人たちをなんとか助けたいと思った。そして慈善修道女会という修道会をダブリンで始めたんですね。

修道女会では修道院のなかで祈りと観想、労働を中心とした生活を送る観想修道会が主流でしたが、メアリ・エイケンヘッドは社会に出て行って貧しく虐げられた人たちに接して、病院を創るといった活動をした。その彼女の遺志をついで、一八七九年に慈善修道女会が聖母ホスピスというホスピスをダブリンに創り、そこから世界にホスピスを広げていく。その活動のなかで、一九〇六年、ロンドンにセント・ジョセフ・ホスピスが生まれたんです。シシリー・ソンダースも、セント・ジョセフでの学びがなかったなら、自分はこういう仕事はできなかっただろうという言葉を遺しています。

岡村昭彦の本の最初は、人権運動としてのホスピスという章で始まっています。なんだろうと僕は思いました。ずっと思っていました。「ホスピスは人権運動だ」ということを始めから書いてあるんですけれど、それがどんな意味なのか、人権ということがよくわかってなかったんだと思います。

僕に限らず、どうも日本では、人権というものが自分のものになってないなあという感じがするんです。例えば、在宅やホスピス病棟で、患者さんをサポートするとき、「その人らしく」ってよく言うでしょう。「その人らしく生きてほしい」、「その人らしく最期までサポートする」って言うんです。「そういう言葉を使うな」と僕は言うんですよ。代わりに、できるだけ「人間らしく」その人が生活できるようにと言います。

日本のホスピスには、いろんな課題があると思います。あくまでも医療の枠内に留まろうとする傾向があり、社会を考えない。人権運動としてのホスピスをやっているのであれば、もっと社会全体に敏感になって、日本のなかの人権の問題、差別の問題、それから世界各地でのエイズ孤児の問題とか、少年兵やストリートチルドレンなどに、なぜ目を向けないのだろうかと不思議でならない。在宅の研究会やいろんな学会でも、そういう話はほとんど出てこないですよ。

僕はそういう会に行ったら、必ずバングラデシュの話をします、ここにホスピスの本筋があると。バングラデシュの貧しさとかいろんな問題に広く目を向けることによって、僕たちの社会を見る目も変わってくると思います。そういうつもりで、にのさかクリニックでもいろいろやってるんです。

にのさかクリニックは一九九六年に開院しました。外科・消化器内科・在宅療養専門のクリニックですが、外来と訪問と在宅での看取りまで一貫してやっています。医者は常勤が二ノ坂医師が一人、非常勤の医師が私・後藤を含めて六人おり、日中は二人か三人の医師がいるという体制で、外来と在宅を行っています。看護師は、在宅が五人と外来が六人。ソーシャルワーカーが二人、医療事務が三人です。

基本的に、在宅で診る患者さんに関しては、病気の種類を問わない方針で、こういう病気は診るが、こういう病気は診ないという選別はありません。これは、「要するに、在宅で医療を求めているというのは、日常生活に困ってるわけで、専門的な医療を求めてるのではない。専門的な医療が必要になった場合は、紹介すればいい。基本的に生活をサポートする医療をする」という、二ノ坂医師の明確な方針です。

現在、年間約二〇〇名の在宅患者を診ており、そのうち在宅ホスピスの対象となるのは、つまり余命六カ月以内と思われる患者さんは、十~二十人ぐらい。だいたい年間に百人くらいが亡くなるなかで、自宅で亡くなる人が六十数人、六割くらいが在宅での看取りになります。

二ノ坂　在宅では、いろいろな機関や職種との連携を大切にしてやっていくという認識が大切だと思います。家を訪問するのは主に訪問看護師になりますが、医師や看護師、訪問歯科、訪問薬剤師などの医療チームと、ケアマネジャー、ヘルパー、ボランティア、訪問入浴サービス、福祉機器の業者など、生活を支援するチームの両者が連携して、患者さんとその家族を支援していきますよね。在宅では患者さん自身と家族の生活があるわけですから、みんなで支援していかないと在宅医療は成り立たない。ですから在宅では、患者さん・家族を一つの単位として考えます。

　クリニックは一五〇万都市福岡の西部・早良区にありますが、守備範囲はだいたいその両隣の城南区と西区まで、つまり市の西半分の結構広い範囲です。今、町中を車で走ると、あちこちの通りに、ああここにもここにも…という感じで、亡くなった患者さんたちの家があります。どの町にもそういう患者さんの家がある。そしてその家族が住んでいる……。

後藤　最近帰天されたマザー・テレサの後継者シスター・ニルマラも同じような感慨を述べておられましたね。夕暮れ時にハンセン氏病患者たちの住む平和の村の家に明かりが灯るのを見ながら宿舎への路をたどっていると、人々への言いようのない懐かしさに心が満たされる、と。医師は皆、同じような感慨を抱く者なんですね。

現代の日本人は終末期をどこでどのように過ごしたいと思っているのか、厚生労働省の調査・研究報告があります。それによると、一般の日本人の半数以上は人生の終末期においては自宅で面倒を見てもらい、自宅で死にたいと思っているようです。[1] それをがんが進行して余命数カ月と言われたような患者さんに絞ってみると、実に七〇％以上の人が自宅で最期を迎えることを望んでいます。[2] 一方、家庭でがん患者をケアした遺族の意向はどうかというと、その約六〇％は家庭でのケアを支持しており、約七〇％は自宅での死を望んでいると言われています。[3] しかしながら実際に自宅で最期を迎えることのできる人は、全体の一〇％ちょっとに過ぎないという報告があります。[4]

また、終末期の治療や看取りの方針を決定するのは誰なのかということについて、[5] 日本を含め多くの国で七〇％以上の人が、〈本人が主導権を握るのが理想〉と考えています。しかし日本では現実に本人が主導権を握ったのは一〇％を少し越えるに過ぎません。

さらに日本の特異性は、「重度認知症患者の看取りの方針選択」において際立っています。どんな要素を重視するのかという調査で、日本人が最も重視しているのは「生存時間」の三九％と「家族の意向」の三二％である一方、「尊厳保持」は一七％、「生活の質」は七％とずっと低くなっています。対照的に諸外国では「生存時間」は三～一〇％と極めて低く、「生活の質」は平均二五％と高くなっています。ここには、日本の人権感覚の乏しさ、患者の人権についての意識の足りなさが表れていると思います。

終末期にある患者を家で看る家族の抱える問題もあります。

がん患者は疼痛、呼吸困難、疲労感などを呈することが多いので、家で患者のケアをする家族は多くの困難に直面します。高度の認知症患者の場合はとくに、家族がケアに縛りつけられるために生じる身体的、精神的な苦痛は大きくなります。また、患者が若かったり、介護者の感情を理解する能力を欠いていたりすると、患者の介護に当たる女性が複雑性悲嘆に陥るリスクが高くなるという最近の研究報告があります。

日本では介護する家族の負担と悲嘆の因果関係についてはまだあまり明らかになっていません。患者の病状が厳しいことに加えて、家庭での介護についての介護者自身と周りの評価の低さが介護を難しくし、それが複雑性悲嘆を招いていることもわかってきました。

こうした課題を頭の隅に置いて、私たちが取り組んだ在宅ホスピスを紹介していきたいと思います。

### 参考文献

1. 人生の最終段階における医療に関する意識調査〈厚生労働省〉
www.mhlw.go.jp/bunya/iryou/zaitaku/dl/h260425-02.pdf
2. Sanjo M, Miyashita M, Morita T, et al. Preferences regarding end-of-life cancer care and associations with good-death concepts: a population-based survey in Japan. Ann Oncol. 2007;18(9):1539-1547.
3. Choi J, Miyashita M, Hirai K, et al. Preferences of place for end-of-life cancer care and death among bereaved Japanese families who experienced home hospice care and death of a loved one. Support Care Cancer.2010;18(11):1445-1453
4. 厚生労働省　人口動態調査　死亡場所　www.mhlw.go.jp/toukei/saikin/hw/jinkou/suii10/
5. 日本の看取り、世界の看取り―国際長寿センター　www.ilcjapan.org/study/doc/summary_1001.pdf

# 高度先進医療に翻弄されて

## 突然、「治療できない」と言われて

林田幸蔵さん（五十八歳）は肝臓がんの患者さんです。幸蔵さんは永年にわたって有機農業の指導者として活躍してきました。比較的若かったこともあって、大学病院から勧められるままに手術や放射線治療など、大きな治療を何度も受けてきました。肝移植手術も二回受けています。悪くなった臓器を取り換えれば、その病気から逃れられるのではないかと思うのは人情でしょう。完全治癒の希望を持って何度もつらい治療に耐えてきたのに、ある日突然「これ以上、治療はできない。ここを出て緩和ケアに移る時期です」と告げられました。肺とリンパ節に転移していることがわかったのです。

幸蔵さんが肝臓がんに対してマイクロ波凝固術を、脾機能亢進に対して脾臓摘出手術を受けたのは四年前のことでした。その一年後に再発した肝臓がんに対しては、地元の国立病院でカテーテルを使った血管内治療を受けた後、兵庫県まで行って重粒子線治療を受けています。さらにその一年後には、息子さんがドナーとなって生体肝移植を受けました。その後、胆管炎を繰り返したため、その半年後には大学病院で脳死肝移植を受けました。しかし翌年には両肺多発転移、その三カ月後には左鎖骨上窩リンパ節転移が見つかり、放射線の分割照射を受けています。さらに次の年には、右頸部、肩、背部の痛みが強くなったため大学病院を受診し、入院治療を希望しましたが、「これ以上治療できない。今後は症状コントロールが中心。余命半年から一年」と告げられたのです。外来でオピオイド*を処方され、近郊の緩和ケア病棟を紹介されました。そして当面の症状コントロールを行うために、にのさかクリニックを紹介されてきました。

**後藤**　あらためて思うのは、大学病院や総合病院などでは、絶望的な状況になっても次から次へと新しい治療法が呈示されるということです。一つには患者さんとその家族が医療の奇跡を熱望するからですが、なんとか治りたい一心の患者さんは勧められた新しい治療法に望みを託し、長い時間をかけて通院し、つらい治療に耐えている。

ところが、ある日突然、「もう打つ手はない、これからはこの病院を離れて緩和ケアに専念しなさい」と言われて戸惑う患者さんに、私たちはしばしば出会うわけですが。

**二ノ坂**　たしかに、林田さんのような方に出会うと、そのたびに「またしても」というやりきれなさを感じますね。緩和ケアのインフォームド・コンセント**を得るための説明は、たとえ専門家から思いやりのある言葉で告げられたとしても、それによって患者さんの感じる疎外感はすごく大きなものです。そこに至る過程とその後の支えが大事なわけですが、第一線で活躍している医師には、そんな状況にある患者さんとの関わりを避ける傾向があります。

以前、僕はある大きな町の病院から泊まりがけのセミナーに招待されたことがあるんですが、在宅診療についての僕の講演が終わってから懇談の時間に、一人の内科医に話しかけられました。「自分はがん患者に関わることは避けてきた。がん患者の多くは死ぬのだし、死にゆく患者のケアをするのがきつい。治療法がなくなった時、自分にはできることがないと思うと耐えられない気持ちになる」というような内容でしたが、周りの医師たちもしきりに頷いているんですよ。医師のこういう心情は、この国の医学生や医師の教育システムの問題、それが育んだ医療観の反映と思うんですけどね。僕自身が受けた教育を振り返ってみても、医学生時代から研修医時代に最も尊重されてきたのは決断力、客観性、有能性、判断力、それに分析的な思考方法を養うということだったんですよね。

**後藤**　ああ、それは私も同じだ。科学者たる医師は患者とは距離を置いて接しなければならない、というふうに教育されましたね。卒後教育の場でも、患者さんの苦しみについ泣きそうになったりすると、指導医の叱責を受けてましたよ。その頃から、若い医師を最も引きつけるのは高度先進医療のスペシャリストでした。私も神経疾患や脳卒中の専門家として一途に働いてきましたが、自分が診断を付けて治療した患者さんが、その後、どのような生活に戻ったかとか、それからどのように最期を迎えられたかについて、つい最近まで心を配る余裕はなかったですよ。

先生はさっき、終末期にインフォームド・コンセントを得るための説明が当人にあたえる疎外感は大変大きいと言われましたが……。

＊手術中や手術後の痛みやがんが引き起こす痛みなどに用いられる鎮痛剤で、モルヒネをはじめいろいろな種類がある。

＊＊医療における患者の主体性を尊重するために、医師が投薬、検査、手術などを行う前に患者に診療の目的や内容を十分に説明し、患者の同意を得ること。

ニノ坂　先生は、文化人類学者の波平恵美子さんの『日本人の死のかたち―伝統儀礼から靖国まで』（朝日新聞社　二〇〇四年）ですかね、あれ読んでおられますか。あの中で、インフォームド・コンセントのことを、極めて近い将来の死の宣告以外の何ものでもないと言ってますよね。

さっき話した講演会での話の続きがあってですね。最後に「死を避けられない状況になった患者さんの前で、初めて居心地悪く感じたのはいつか」と訊いたんですよ。すると、医学部に入る前はそんなに居心地悪くは感じていなかったことに気付いて、みんなが驚いていました。彼らの多くが祖父母や曽祖父母を家で看取った経験を持っていたからですね。その後の質疑応答の中で、死を目前にした状況に、医師として居ることに居心地悪さを感じているということが見えてきました。

そのなかで若い女医さんが、受験に失敗して浪人しているときに、末期のお母さんの世話をしたことを話してくれたんですよ。

「初めは予約した時間に母を医師の所に車で連れて行き、さまざまなお使いをしてあげました。母親が弱ってくると、母が好きな栄養のあるものを料理し、ベッドの周りには幼い頃の自分の写真を並べました。食べられなくなると、母の話に耳を傾け、何時間も本を読んであげた。意識レベルが低下してくるとシーツを替え、背中をローションで拭ってあげた。してやれることはどんどん単純になっていったが、すべてが自然に行えた。しまいには母を抱いて歌うことしかなくなりました」と、声をつまらせて一所懸命話してくれたんですが、会場が静まり返ってしまいました。

で、最後に、最年長の医師がその会を締めくくってくれました。

「私も、何も治療法がないような状況では、患者をホスピスに移すなどして避けてきました、無力感にさいなまれるからです。でも今、私は患者さんの家での看取りをしています。医学的に何もできなくても、人間として、仲間として共感を示す言葉をかけることはできる。それも医師の役目でしょう」と。

**後藤**　林田さんのことで、待合室で見た光景が私は忘れられんのですよ。あの隅に置かれたマガジンラックの中から、自分が通っていた病院の「病院概要」という冊子を見つけて「これを見ろ！」と表紙を叩いて、付き添っていた奥さんに見せていたんですけどね。

そのパンフレットには、ブロンズの巨大な手の上でのけぞっている小さな人間の像が載っているんですね。それはピンクに塗装した巨大な病院の建物の正面に高く掲げられたものなんですよ。林田さんは、「俺にはこんなものをここに据えとる連中の神経が理解できん。これは自分を神の手とうぬぼれている医者に翻弄され続けた俺の姿じゃないか」って。林田さんの語気の荒さに周囲が振り返るほどで、やりきれない怒りがこもっていましたよ。

それは『神の手』と名前がついた、カール・ミレスというロダンの弟子がつくったものだそうです。

実は私も最初にこの銅像を見た時から、独断的とか教条主義的としか言いようのないこんな彫刻はこの場にふさわしくないと思っていましたが、林田さんの言葉を聞いていよいよその感を強くしました。

**ニノ坂**　僕には、あの像は近代医療の実態を漠然と認識した医師たちが、少しでもそれを代償しようという気持ちが働いて据えつけたもののように思えたんですけどね。

## 「治らないとは言われていない」

太田妙子さんは七十二歳の家庭の主婦です。四年前にふらつき、歩行困難が出現し、転移性脳腫瘍の診断で開頭手術を受けて腫瘍を摘出しました。組織診断の結果から原発は卵巣がんとわかったため、直ちに卵巣を摘出する根治手術が行われました。術後に化学療法を勧められましたが、太田さんは拒否しています。以後、国立病院の婦人科と脳神経外科で様子をみようということになっていました。その四カ月後に卵巣がんは再発し、それから半年間で化学療法を八コース受けています。

開頭手術を受けてから二年後には転移性脳腫瘍が再発し、ガンマナイフ治療を受けました。それから化学療法を勧められましたが、その時も拒否しています。

四年後にはコーヒーカップの底に残る滓のようなものを吐き、国立病院に入院し、逆流性食道炎の診断がつきました。食欲不振、嘔気、嘔吐あり、がんも明らかに進行していましたが、「治らないとは言われていない」と国立病院での治療続行を希望しました。国立病院では緩和ケア病棟への入院か在宅ケアへの移行を勧められましたが、結局、訪問看護ステーションや介護サービス等の利用手続きもせず退院しています。太田さんは現代医学でなんとかなると信じていて、遠からず自分が死ぬなどとは思ってもいない様子でした。

**二ノ坂**　退院時に国立病院の婦人科医が、「これから必要なのは緩和ケア。家で過ごしたいのならなおさら」

と説得し、本人はようやくその気になっていたんですけどね、夫が「自宅に来てもらって点滴するのは大袈裟」と言うので、訪問診療の開始を一旦保留しています。しかし、本人はしだいに落ちてきた体力に弱気になっており、不安感が増している様子で「近い気がする」ともらしていました。結局、国立病院の脳外科医が本人に直接電話して在宅療養を勧め、夫にも予後は二〜三カ月、半年は厳しいと告知し在宅療養開始の承諾を得ています。

僕たちが往診を開始した時点で、左鎖骨上窩に直径五、六センチのリンパ節転移あり、上腹部に多数の怒張した静脈を認めました。それから訪問看護ステーションとクリニックから週一回ずつ訪問するようになりました。入浴は自分でできており、夫が見守りをしていました。

ベッドに横になっていても、太田さんは診療が終わるといつも気力を振り絞って居間まで出て来て見送ってくれました。副腎皮質ホルモン剤が効いたのか、自宅に戻ってからすぐに嘔吐することはなくなり、食事もできるようになっています。

**後藤**　一カ月後には夫、息子、本人三人が揃ってホスピス病棟の見学に行ったようですね。太田さんはその印象を、「三途の川を渡るみたいで……、状態が悪くなったら入る所で、入ったら出て来られない気がする」と言っていました。その後、聖路加国際病院の日野原重明先生の本を読んだり、テレビで終末期の番組を観たりして「人生の最期について考えている」とも話していました。

二カ月後には食事がほとんど摂れなくなり、末梢静脈からの点滴も困難となっています。

「トイレから部屋に戻って来れなくなった。寝返りも打てない。夫の力では私を抱えることができないから、もう家では限界。入院したい」と強く訴え、救急車でホスピスへ入院しました。

ニノ坂　太田さんの場合、問題点は夫の介護力が弱かった上に、子どもたちが介護に参加できなかったことです。それで、最後は、本人が在宅療養の限界を感じて入院を強く希望するようになった。太田さんが入院を嫌っていたことを思うと残念です。

後藤　こちらの反省点はありますか。

ニノ坂　まず、輸液管理がもっとちゃんとできていればよかったということ。静脈ルートの確保が難しかったので短期間の入院でポート埋め込みを提案しましたが、「もう入院したくない」と拒否されています。それに、息子さんたちに対する働きかけが足りなかったと思っています。結局、在宅療養を二カ月続けた後、二カ月間入院して亡くなっていますが、ずっとホスピスに居る必要があったのか大いに疑問に思います。入院中にも、僕たちがホスピス病棟に訪問すべきだったと思います。

後藤　ＷＨＯは一九九〇年に、緩和ケアを「生きることのためだけでなく、死の過程に敬意を払うこと」と定義し、医療の大きな役割としていますが。

ニノ坂　ところが、我が国の医療の現場では、医師はいつまでも気休めのような治療を行う傾向があります。一方、自分が死ぬなどと思っていない患者はそういった治療に希望をつなぐ。

後藤　太田さんは、ホスピスの見学に行った後、「三途の川を渡るみたいで……」って言ってますよね。ホスピスの雰囲気を嫌って自宅に戻った時です。最後の最後になってもなかなか気持ちが安らがず、人生の幕の下ろし方を探し続けていた太田さんの姿はつらいです。

二ノ坂　自分の死を間近に実感した時に感じる疎外感に、現代人がどう向き合うのか考えさせられます。例えばですよ、太田さんがいう、その「三途の川」の先に先祖が待っていて、自分は川を越えたらそこから子どもや孫を見守るというような素朴な死生観を持つことがあれば、違ったでしょうかね。先ほどの波平さんの話でいうと、日本の産業構造が急激に変化したことによって、同じ土地に世代を超えて家族や親戚が住み続けることができなくなって、祖先崇拝の信仰が失われていったからだということになりますかね。

後藤　昔は、大多数の日本人が仏教の説く死後の世界の在りように思いをいたし、安らぐことができたんじゃないかと思うんですが、現代人の生活には、仏教の影響をほとんど見出すことはできないですよ。自分の家がある町に家族や祖先が葬られている墓があったり、位牌が祀られている寺があるような環境に暮らす人は、本当に少なくなっています。それどころか、全国で何万という墓石が廃棄されているという現実もあるんですね。

二ノ坂　現代日本では民衆仏教は生活の中に根を失っているし、キリスト教その他の宗教も絶対的少数派に留まっています。かと言って死が迫っていることを悟った人が抱く疎外感を解消するような文化は育ってないし、マギーズ[***]のような社会的な救済のシステムはごく限られています。

＊＊＊マギーズキャンサーケアリングセンター　がん患者や家族、医療者などがんに関わる人たちが、がんの種類やステージ、治療に関係なくいつでも利用することができるがん患者の支援施設。不安をやわらげるカウンセリングや栄養、運動の指導、また医療制度の活用についてなど生活についても相談することができる。二〇一六年、日本で初めてマギーズ東京が開設されている。

## 在宅ホスピスの風景ー２

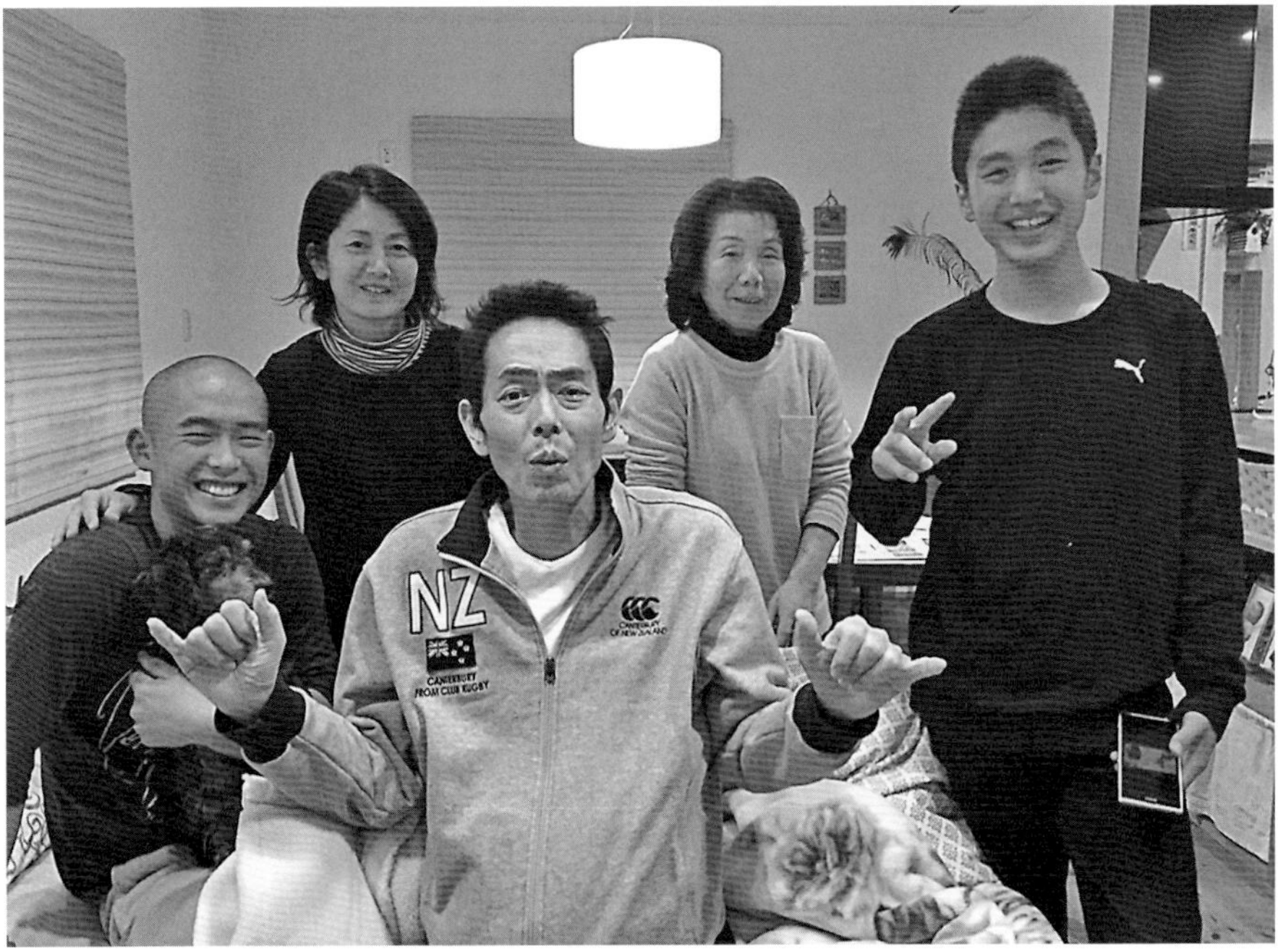

## 「お母さんのいいようにしたら」

自我が何より大事という生き方を貫いて、死ぬ時も自分の望むような死に方をしたいという考えの人が増えているようです。「就活」をもじって「終活」という言葉もできたようですが、そうかと言って、事前指定書を準備するような人はごく一部に留まっています。未だ多くの人が、医師に勧められるまま次々に受けた侵襲の大きな治療が功を奏さなくなると、苦痛を取ることだけを願って緩和ケアを選択し、不本意な終末期を迎えているのではないでしょうか。

白銀昌子さん（七十五歳）は妹さんの死を間近に見た経験から、自分の最期の迎え方については明確な意見を持ち、晩年までご自分の生活スタイルを堅持していた方です。しかし、肺から脳に転移したがんのために、不意打ちのようなかたちで闘病生活が始まりました。

白銀さんはある年の秋の初めに激しい頭痛が起きたため、近くの脳神経外科クリニックを受診したところ、脳腫瘍の診断を下されて大学病院の脳神経外科を紹介されました。その二週間後に開頭手術を受けて、病理組織検査で肺がんの脳転移と判明しました。それから呼吸器科に転科して精密検査を受けましたが手術はできないと診断され、抗がん剤による治療を検討しようということになりました。

夫と共に当院に今後の治療方針の相談に来ましたが、その時、白銀さん本人は「手術も何もしないで家に居たい」という気持ちを語っています。

後藤　秋の終わりから往診を始めました。「妹が肺がんで何度も手術した。あんなに切り刻まれても、翌年まで生きることができなかったから、治療はしないと決めて在宅を選びました」と自分の気持ちを確かめるように話してくれました。

年が明けてすぐ、左半身の麻痺が出てしゃべられなくなったとの知らせを受けて、臨時往診しています。脳転移の再発による症状だということがわかったので、大学病院の脳神経外科を紹介し、そこでMRI検査を受け、転移性脳腫瘍が再び大きくなっているのが確認され、手術が必要と説明されています。その一週間後に手術を受け、状態が落ち着いてからリハビリテーション病院に転院。失語症は改善し、一人でどうにか歩けるようになっています。

二ノ坂　白銀さんが夫と二人でうちに相談にみえたのは、春の彼岸の頃でしたね。たしか「がん専門」を標榜しているクリニックに行ったら、「最低限の量で免疫療法をしたらどうか。がんが広がると苦しくなる」と勧められたそうです。

「がんが見つかった時点で余命半年と言われたけれど、その時期は過ぎています。もう一度治療しようかという気持ちもあるけど、これまで治療しなかったから今のこの生活があるのかな」と揺れている気持ちが見えたので、その時点で僕にできることは、彼女の言葉に耳を傾けることだけでした。

結局、白銀さんはその治療は受けないことにし、春から初夏にかけて庭で草花の栽培に汗を流したり、仲間と句会を楽しんだり、日帰りのバス旅行に出かけたりしてゆったりとしたペースで生活を楽しんでいたようです。

**後藤**　私は、人は心の中の最も深い無意識のレベルで、どの方向へ向かえば癒され、自分らしさを回復できるかがわかっているように思うことがあります。誰かが患者さんの言葉に耳を傾ければ、それは一層はっきりしてきて、自分自身で回復することができる……そう思います。患者さんを見ていると本当にそう思えてくるんですがね。

**二ノ坂**　そうですねえ。白銀さんは、ゴールデンウィーク明けに再び頭痛を訴えるようになって、大学病院でＭＲＩ検査を受けています。そこで転移した腫瘍が再発しており、髄膜にも散らばっていることが判明したのですが、その時に病院で受けた説明は、「このまま行くと頭痛がひどくなり、体の痛みも出てくるので、脳全体に放射線を当てる全脳照射をしたほうがいい。しかし、放射線を当てることによって、認知症のような症状が出てくるかもしれない」という厳しいものでした。

**後藤**　これは、治療の適応と副作用を並べて呈示するだけ、判断材料が乏しい患者さんを袋小路に追い込んだだけですね。

**二ノ坂**　本人は「病院が嫌いなので治療はしなくていい」と言いながらも迷っている様子でした。そして、白銀さんから相談されてた息子たちは「お母さんのいいようにしたら」と答えているんです。

**後藤**　こういった言葉はよく聞きますねえ。本人の主体性を重んじているように聞こえるけれど、実は思いやりにかけているんですけどね。

**二ノ坂**　五月下旬にうちの外来を受診し、そのままクリニックのデイホスピス****に参加しています。その折に、

＊＊＊＊主に在宅療養をしているがん末期の患者が、日中家族以外の人達と過ごし、同じ病気を持つ人との交流や心身のリハビリを通じて生活の質を高めることを目的としたもの。日帰り緩和ケアとも訳される。

翌日より一回五分程度、週五回、合計一〇回に分けて、全脳照射を受けることにしたと報告がありました。僕は、「他にも痛みを取りながら生活できる方法もある。白銀さんらしい生活を続けていけることのほうが大事ではないか」と言ったんですが、そのときはもう放射線治療に同意したということでした。

結局、五月下旬から六月の初めにかけて通院で全脳照射を受けています。その後、強い倦怠感、食欲不振、後頭部痛を訴えるようになりました。そして、「自宅で花を育てたり、俳句を作ったりして死ねればいいと思っていたのに……。最後になってぼけるのは嫌、廃人になって死にたくない。放射線治療を受けなければよかった！」と後悔の言葉が聞かれるようになり、六月中旬に訪問看護導入のために開いたカンファレンスの記録には、〝全脳照射を受けてから日ごとに衰弱し、身の周りのことができなくなり、ろれつも回らなくなった〟と記載されています。

六月下旬に往診すると、ほとんど動けなくなっており、七月初めに亡くなりました。

「お母さんのいいようにしたら」と言った息子さんは「こんなに痩せてしまって！」とショックを受けている様子でした。

**後藤**　「お母さんのいいようにしたら」という言葉は、一見、本人の主体性を強調しているようなんですが、白銀さんには突き放されたように聞こえたんじゃないでしょうかね。

**二ノ坂**　僕は、医療従事者として、患者の意思決定を支える時に押さえておかなければならない、いくつかの問題があると思います。

まず、「自己責任」ということが盛んに言われるようになって、自己決定というまやかしや責任逃れが横行していることです。僕たちも「あなたが決めることでしょう」と言ってごまかしていないか、反省してみる必要があります。

手術するか、化学療法を受けるか、放射線治療を受けるか、ということだけじゃなく、免疫療法から重粒子線治療に至るまで、聞いたこともないような治療法が、助けを求めている患者の前に次から次へと呈示されるわけですよ。どこまで治療をするか、どの時点で緩和ケアに移行するか決めなければならない場面で、「こういう状況ですから、この方法がいいでしょう。こうすればこうなります」といったひと通りの説明は受けるかもしれない。だけど、医師が簡単に、「では、あなたが決めてください。これはあなたの責任です」と言うのは、意思決定を支えるという精神からはほど遠いものだと思います。

痛かったり、苦しかったりする時に、本当に意思決定ができるのかという問題も考えなければいけないと思います。それからその人の経済力や社会体制、それに日本の場合は世間体というものが大きく作用してきますよね。「意思決定」は、そういういろいろなものに縛られた「意思決定」なんですよ。だから、意思決定というのは、「その人にとって何がベストなのかということをその人と一緒になって一所懸命考える」、「その人が迷っていればその人の立場になって親身に考える」ということに尽きると思います。

**後藤**　私が心配するのは「お母さんのいいようにしたら」という息子の言葉が、家庭が避難所としての役割を果たさなくなっていることを端的に表しているではないかということです。私の言う「避難所」は隠れ家のことではなく、人が直面しなければならない問題に向き合うとき、より大きな勇気をあたえてくれる場所、孤立することのない場所のことです。それは例えば、幼い時は両親や祖父母の膝が象徴するものですが、老齢に達するとそれは子どもや孫からの支えや励ましになるんじゃないでしょうか。

ニノ坂　そうですね。だから、家庭が本来の機能を十分に発揮し難くなった今、コミュニティのもつ力が問われる。「避難所」としての機能を強化していかなければならないと考えています。

クリニックでは、遺族が体験と思いを分かち合う会「あゆみネット」を定期的に開いています。太田さんのご主人が先日、その会に出席されていましたが、途中からしきりに鼻をすすっていました。後で声をかけると、「今は話せない」とだけ言って足早に去って行かれました。

# 病院から在宅へ移る過程で

## 患者の遠慮

「家族に迷惑かけるのであれば入院かな」

「私が施設に居るのはいいことだろうね」

「帰りたい？」と訊くと、何度も大きく頷く

宇都宮秀子さん（六十歳）は定年まで勤めあげた夫に、これから楽をさせようとあれこれ計画を練っていた矢先、自分自身に卵巣がんが見つかり根治手術を受け、化学療法に耐えました。ヨガ教室やスイミングスクールに通って体力増強に努めていましたが、二年後に腸閉塞を起こし、大腸に穴を開けて便を外に出すようにする手術（人工肛門〈ストーマ〉造設）と二度目の化学療法を受けました。その一年後には食道がんに冒されて通過障害を起こしたため、食道に金属の管を入れて広げるステント留置術を受けています。この時、病状説明がされていますが、本人には予後は未告知、家族には「余命二カ月、これからは緩和ケア主体で」と告げられました。

二ノ坂　冒頭に挙げた「家族に迷惑かけるのであれば入院かな」は、「これからどこで過ごしたいか」と訊かれた時の本人の言葉ですよ。家族も「本人の望む通り。思うように」と言っていましたが、ケアの主な担い手となる長女には自信がなかったようです。

そういった介護者の不安感は本人にも伝わるんですね。また、宇都宮さんも娘さんも問題を抱える子どもたちを気遣っている様子で、彼女は、子どもたちが病院に見舞いに来ても、自分はいいから家に帰るようにと言っているようでした。経済的なことも気がかりだったようですが、夫がかけていた生命保険のことを娘さんが思い出して、経済的な心配を取り除くと自宅に帰ることを選んでいます。

結局、在宅ホスピスを行ったのは一カ月足らずでしたが、クリニックと訪問看護ステーションが連携を密にして頻回の訪問を行った結果、二週間目には娘さんも「最期まで自宅で看ることができそうです」と言ってもらえるようになりました。

後藤　宇都宮さんのように患者さんが家族に遠慮して、最期の場所を選ぶことは多いですね。

嵐山次郎さん（八十六歳）がホームに入ることを選んだのも、家族への遠慮からでした。その時の言葉が「私が施設に居るのはいいことだろうね」です。自分を納得させるような調子だったのが印象的でした。

二ノ坂　嵐山さんは陸軍幼年学校出身で、往診するたびに、きちんとした身なりでにこやかに迎えてくれていましたね。でも、施設に入所してからは、デイルームのテレビの前で一日の大半を過ごすようになってしまった。その結果、全身の筋肉の廃用性萎縮が急速に進んで、自力歩行がほとんどできなくなったのは当然の成り行きです。僕は、嵐山さんの表情が見るたびに乏しくなっていくのが痛ましくてですね。実際、散歩する庭もない施設が多いし、庭がある施設でも転倒を恐れて、入所者を外に出さない傾向があるんですよね。

**後藤**　人手が足りなくて、入所者に付き添えないのが実情でしょうが、それは寝たきり老人の問題と根は同じですね。我が国では、道路は車優先で高齢者が安全に出歩ける状況にはないし、便利な都心は商業施設や金融機関が占拠しているのが現状です。都市計画から高齢者用の施設の造り方にまで、責任ある行政にも市民にも人権感覚が欠如していると憤りを感じるんですけどね。

患者が遠慮していたというより、患者の希望を病院側が汲み取ろうとしなかったということもあります。

茨城澄夫さん（七十二歳）は市内のがん診療連携拠点病院で八年にわたって肺がんの根治術と、肺内転移に対する数回の外科手術と化学療法を受け、その後、通院で対症療法を受けていました。一年前に食欲が低下し再三、肺炎を起こすようになって、救急車での入院を繰り返すようになっています。

半年前には頭痛と眼瞼《がんけん》下垂《かすい》が出現、ＭＲＩと髄液検査を行った結果、がんは脳に転移しているだけでなく髄膜にも散らばっていることがわかりました。このとき「余命一、二週間」と言われています。しかし、脳浮腫改善剤の点滴によって少量ながら食事ができるようになり、全身状態も改善しました。その後も、嚥下機能低下のため誤嚥性肺炎を繰り返していましたが、無気肺を起こした時には循環も維持できなくなって気管内挿管がなされたほどでした。

その時には、信仰しているカトリックの司祭に来てもらって臨死の信者に施す〝塗油の秘跡〟を受けています。しかし、その後全身状態は徐々に改善し、四日後には意識も回復して管を抜くことができました。その十日後には鼻から胃管を挿入して経腸栄養を行うに至りましたが、誤嚥性肺炎を繰り返すためにそれは二週間で中止となりました。その後、頻回の痰の吸引が必要となり、気管支鏡を使って吸引も一日一回行っています。

主治医からは気管切開を勧められましたが、「今、意識があるのに声も出なくなるのであればさせたくない」と家族は断っています。

こういった経緯で、家族は在宅ケアに移行する気持ちを固めたようです。看護師の娘さんもいた家族は、退院に向けて相談して、胃瘻《いろう》の増設とポートの埋め込みを病院側に依頼しています。胃瘻は、みんなが食事をする時に、本人の意思表示があればそこから注入してやりたい、また、ポートは末梢静脈ルートの確保に神経を使わずに十分にマッサージやリハビリができるようにしたいという思いから依頼したものでしたが、病院からは「予後を考慮すると、そういった処置は過剰」と一蹴されています。

**二ノ坂**　在宅診療を行う施設として当クリニックを指名してきましたが、時間的猶予のない状況と判断されたため、訪問看護師が直ちに面談のため病院を訪れています。その時に病棟看護師から聞いた話では、痰の量が多く一時間毎に気管内吸引していること、先週は「痛い」などの反応があったが、この数日間は問いかけや痛みに対する反応がなくなったということでしたが、それを聞いた訪問看護師の報告では

「昏睡状態に近いように病院側は言っていたが、娘さんが『帰りたい？』と訊くと何度も大きく肯いていた」そうです。

病棟スタッフの認識と患者さんの実情がかけ離れていると感じたようです。

**後藤**　そういうわけで私たちは茨城さんの気持ちを汲んで、ただちに退院調整に入ったんです。具体的には訪問看護ステーションに連絡し、ケアマネジャーに福祉用具や吸引器の手配を依頼して、在宅酸素の業者に連絡、介護タクシーに配車を依頼したことなどですかね。

二日後に看護師が付き添って自宅へ退院しました。自宅には訪問看護師が待機していて、あの時はみんなで茨城さんを抱えて、玄関から部屋に移動しました。

奥さんは、「どうなることかと思ったけれど頑張ってくれた。無事に帰って来れてうれしい」と言いながら、いそいそとエアコンをいじって室温の調節をしたり、カーテンを開け閉めして採光の調節をしていました。間もなく神父さんが聖餅とミサ聖祭用のワインを持って訪ねて来られました。

**ニノ坂**　退院後三日目に僕が往診した時には、「日に日に元気になっている気がします。よくおしゃべりもするようになりました」と娘さんがうれしそうに報告してくれました。入院中は一日一五〇〇ミリリットルの点滴をしていたんですが、退院してからは五〇〇ミリに絞って、それ以来、痰の量が減って二、三時間ごとの吸引ですむようになっています。

**後藤**　それから家で過ごした三カ月半、入院中には家族も本人も想像もできないくらい落ち着いた生活をしていますね。

自宅ではシーズー犬を飼っていて、私が訪問するといっつも玄関まで来て足踏みしながら吠えるんですよ、病室になっている座敷に入ると、茨城さんはユリの花が供えられたマリア像と向き合うようにベッド上に半座位で休んでおられる。CDプレイヤーからは低い音量で典礼聖歌がいつも流れていました。「どこか具合の悪いところはありませんか」と声をかけると「目が悪い。それに頭も悪い」と言って笑うんですよ。吸引の間隔も四時間から八時間と延ばすことができ、胃管からの高濃度栄養食品の注入量を徐々に増やしていって点滴を止めることができ、その結果、全体にふっくらした印象を受けるようになっていますね。実際、体力がついたと感じた家族が抗がん剤投与の再開を望んだほどです。

**二ノ坂**　茨城さんは、家族が毎日行う四肢の他動運動や、ソファに座る坐位保持訓練なども積極的にやってましたよ。周りの人に感謝したり、冗談を言ったり、甲高い声でずっと吠える愛犬を叱ったりもするようになっています。最後に、本当にいい時間がもてたと思います。

**後藤**　最後は突然でしたね。亡くなる三日前に全身痙攣発作を起こして、それ以後、昏睡状態となり、眼球の共同偏倚《へんい》も伴っていたので、脳に転移した腫瘍の中に大きな出血が起きたものと考えられます。でも、そんなふうに急激に重篤な状態になったにもかかわらず、家族には笑みが絶えなかったのが印象的でした。

茨城さんは隣の部屋でお孫さんたちの歌う童謡や典礼聖歌に送られて亡くなりました。

在宅ホスピスの風景ー３

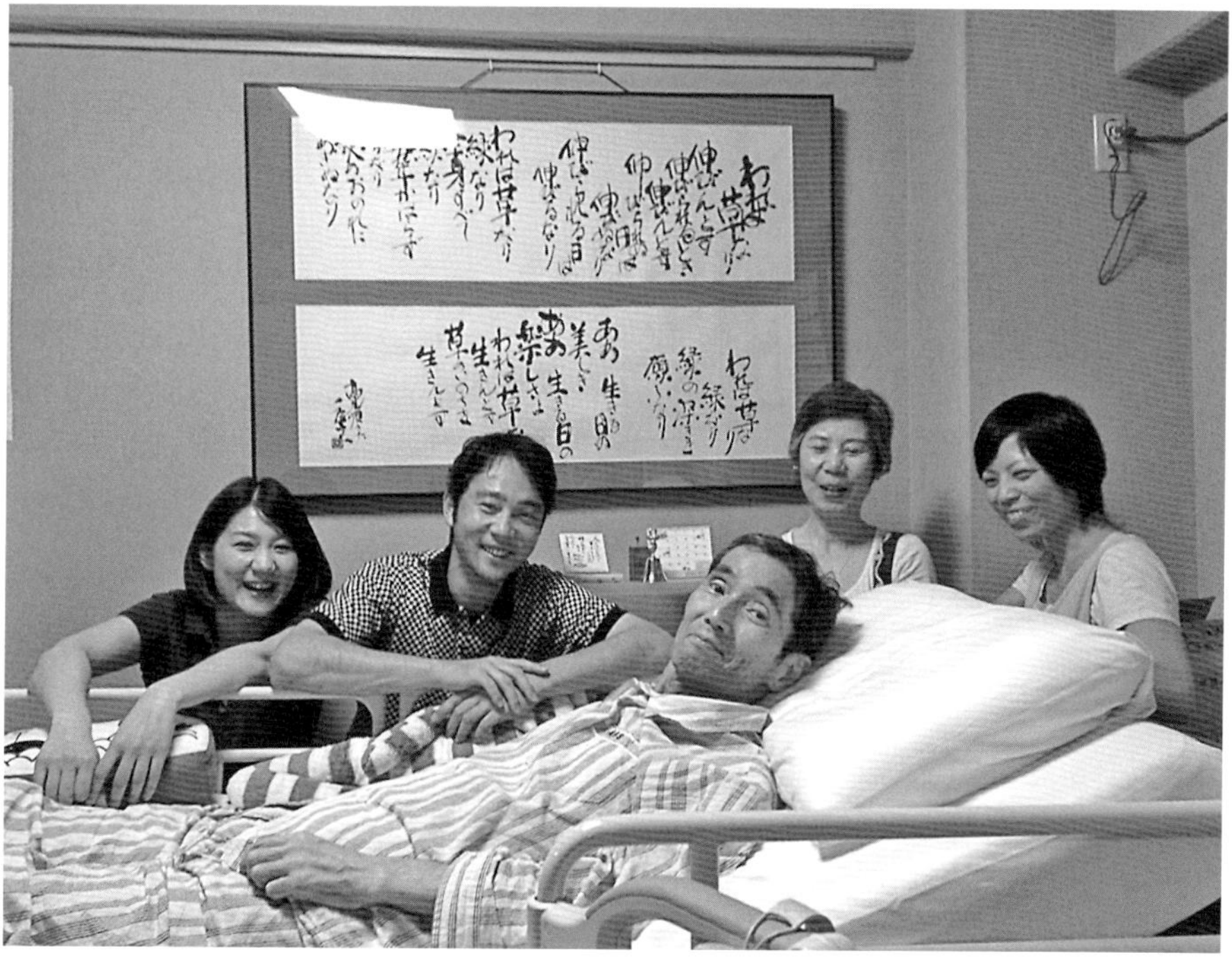

## 医師の捨てぜりふ

「することはない」
「在宅やっても、どうせ最後はウチに来るよ」
「診てくれる医師と介護タクシーは自分で探しなさい」

熊本清さん（五十六歳）はがんセンターで直腸がんの術後、化学療法四コースを受けましたが、しびれ感、味覚障害、筋力低下、倦怠感が強く出て中止しています。

最初にお会いした時、「がんセンターの医師に世話になったから、病理解剖してもらいたいと思う。死んだら、緩和ケアを受ける病院からがんセンターに戻ることになっている」と話してくれました。ところが、緩和ケア受けるために紹介された病院の医師は、状態を話しただけで「することはない」と診てもらえなかったということです。

色黒で眼光鋭い熊本さんは近寄りがたい雰囲気をもっていました。アルコール依存症の既往歴があり、幻視や幻聴が出たことも偏見をもたれ、医師に尻込みさせたのかもしれません。そのような次第であちこちの病院を訪ねまわった結果、当クリニックにたどりつきました。

腹部の超音波検査では肝臓は無数のデコボコした腫瘍で占められてひどく腫れているだけでなく、少量の腹水と胸水もみられました。外来診察の帰りに涙ぐんでいる熊本さんに気が付いた奥さんが、「診てもらえてうれしかったのね」と声をかけると「うん」と頷いたそうです。

病院から出された薬を飲みはじめたら「むくみがひどくなった」と言って、痛み止め以外は自分の判断ですべて飲むのを止め、外来受診の時も多くは語らず、自分の伝えたいことだけを述べるだけという態度でした。看護師たちも「それも自分の考えをしっかりと持った人の個性」と受けとめて、本人の望む最期を過ごしてもらうためにはどうサポートしていけばよいかを模索し、在宅ホスピスに移行しています。

熊本さんは自宅の敷地内に窯を持つ陶芸家で、工房にはきめの粗い赤褐色の大きな花瓶がたくさん陳列してありました。シンプルでダイナミックな形に、熊本さんの躍動する精神が感じられる力作ぞろいです。それに交じって、奥さんの習作だという小さな子どもの人形が展示してありました。どれも表情に富んだ好ましい作品でした。

**二ノ坂**　熊本さんは、ご夫婦の作品群に囲まれ、「横になるときつい」と一日じゅう股を広げたままの状態で作業場の椅子に座って過ごしていました。腰部周囲から両下肢、陰嚢まで浮腫が著明で、陰嚢の皮膚はただれたり治ったりを繰り返していました。結局、使った薬の主なものは咳止め、利尿剤、副腎皮質ホルモン剤くらいのものでしたが、痛みがコントロールできるようになり、陰部から下肢にかけての浮腫も軽くなっていきました。

**後藤**　いつ往診しても、熊本さんは工房で椅子に座っていましたね。ひどく痩せていましたが、表情は穏やかで時に笑顔も見せてくれました。

熊本さんのことでは忘れられないことがあるんですよ。先生は、生涯発達について読まれたことありますか。その話をいきなり振られてですね。ちょっと驚いたことがあるんですよ。

ある日、顔を合わせると、挑むような調子で、「先生は発達課題ということをどう思いますか」と問われました。研修医時代に学んだ心理学の記憶をさぐりながら「私たちの人生は幼児期から老年期まで成し遂げるべき課題の連鎖だというあれでしょう。でもなぜ今、発達課題なんですか」と言うと、我が意を得たりとばかりに目を閉じて、「幼児期から老年期まで成し遂げるべき課題が用意されている……、増え続ける一方の高齢者にもなすべき何事かを見つけねばならない」と歌うように言ったかと思うと、急に顔を近づけて「高齢者が突き付けられた課題は言うまでもなく、死の準備に専念すること。がん患者においては何をか言わんやだ」と大声で言うと、「死に備えて準備することが高齢者やがん患者の発達的責任なんて笑わせる」と笑って、自分で作った骨壷を手にして「我儘に生きて来たので、これ以上家族にも迷惑をかけたくない。自分に金を使って欲しくないので、葬式も不要と言ってある」と言ったんですよ。

二ノ坂　奥さんが、「毎晩一、二時くらいになると何か起きるのではないかと恐ろしくて、その時間帯が無事に過ぎたのを確認してから寝ています」と言うので、僕は、看護師にはできるだけ頻繁に電話をかけるように頼みましたが、それはよかったようです。奥さんには、不安や熊本さんに対する思いなどの気持ちを出せる機会になったように思えます。

亡くなる三日前に熊本さんが風呂に入りたいと言われて、低血圧傾向が出ていたけれど許可しました。ヘルパー二人が工房から風呂場へ三十分ほどもかけて移動してもらいましたが、熊本さんは湯船に入ると、三、四十分も気持ちよさそうに浸かっていたということです。

「できるだけ自宅で過ごしたい」と言っていたけど、結局、自宅療養の期間は一カ月に過ぎなかった。それでも、本人が一番気持ちの落ち着く作業場で最期を迎えることができてよかったと家族も受けとめていました。

佐賀康生さん（七十四歳）は胃がんで、あちこちの骨に転移していました。緩和ケアのために入院していた病院の看護師のおざなりな処置に腹を立て、強く希望して自宅に退院しました。一週間後には再入院の予定となっていましたが、本人が病院に戻ることを頑なに拒んでクリニックに連絡してきて、在宅療養に移行しています。その時に主治医が吐いた捨てぜりふが冒頭に挙げた、「在宅やっても、どうせ最後はウチに来るよ」でした。

しかし、彼は最後まで自宅で奥さんと過ごし、子どもたちもそれをサポートしていました。

植田秀雄さん（八十四歳）は、娘さんの要請を受けて病院から「救出」してきた方です。

植田さんは肺がんの手術後再発、左肺内転移で近くの総合病院に入院していました。再度誤嚥したと病院から連絡あり、娘さんが駆けつけつけると、抗生剤の点滴が行われていたそうです。意識は朦朧《もうろう》とし、口腔ケアも全くなされておらず、医師の誤嚥性肺炎についての説明にも納得できなかったので、娘さんはすぐにでも連れて帰りたいと言ったそうです。すると、医師は不快感をあらわにして「うちの病院は看取りの病院ではないから」と言うと、「すぐにそうしてください。時間がありません」、「診てくれる医師と介護タクシーは自分で探しなさい」と言ったそうです。

**後藤**　自分たちの都合で患者さんを選別する一部の医師の無神経さ、良識のなさには愕然とさせられます。おそらく、その背後にあるのはやはり人権感覚の希薄さじゃないでしょうか。ことに問題なのは、大学病院や総合病院を中心とした今の日本の医療の仕組みと、そこで長年にわたって醸成されてきた医師の特権意識ですかね。

もう一つ、医師が生気を失うのは、医師がしばしば感じる無力感ゆえでもあると思います。私が愛読しているレーチェル・レメンの著作*にあった末期がん患者が語ったという話が象徴的だと思うんですけどね。〝この世には二種類の人間だけが居る——生きている人間と恐れている人間が。恐れている人間の多くは医師だった〟という話。

**ニノ坂**　確かに医師の無礼な態度、非常識な態度は、医師が自分の非力さを自覚して冷笑的になっているせいかもしれないと思うことがあります。患者の死は医療の敗北と受け取る傾向がありますから。

積極的治療を止めてターミナルケアのための施設へ転院する際には十分な話し合いが不可欠ですが、これは医療者側にも患者・家族側にも難しい課題だと思うんです。

**後藤**　熊本さんのように、終末期の患者が死の直前まで自力でトイレに立つことができ、座って食事をし、普通に会話するというのは例外的なこととみられていますが、早く自宅に帰してもらえればそれが可能であることは、私たちが在宅で診ている多くの患者さんが示しています。残念ながら我が国では、いまだに終末期の患者さんは白々とした病室に閉じ込められて、青い顔をして力なくうめいているものという固定観念がありますね。

終末期患者さんのことを、医師が正しく受け止めるためにはどうしたらいいと思われますか。

**二ノ坂**　やはり教育でしょうね。僕は在宅で何ができるのか知ってもらうために、総合病院で開かれる退院前カンファレンスや研修会に出掛けたり、市民向けの講演会で説明したりしています。大学や総合病院を中心とした今の日本の医療の仕組みを考え直さなければなりませんが、そのためには医学生の時代から教育することも大事と考えて、大学の講義にも出掛けています。それでも勤務医はあまりに忙しくて、出席するゆとりがないし、市民にはなかなか情報が行きわたらないのが実情です。

医学生は講義のあいだ中内職したり、試験に出ない非常勤講師の講義と思ってサボったりする者が多い。これから医師という職業に就くという意識が乏しく、国民に対する責任感が希薄だと言わざるを得ない。医学生の教育には一人当たり莫大な国費が使われていることを肝に銘じて欲しいですね。

＊レーチェル・レメン：Rachel Naomi Remen：My Grandfather's Blessings (Riverhead Books 2001) この本は一四七ページで取り上げている Kitchen Table Wisdom の続編というべきもの。和訳は現在入手不能である。

在宅ホスピスの風景－４

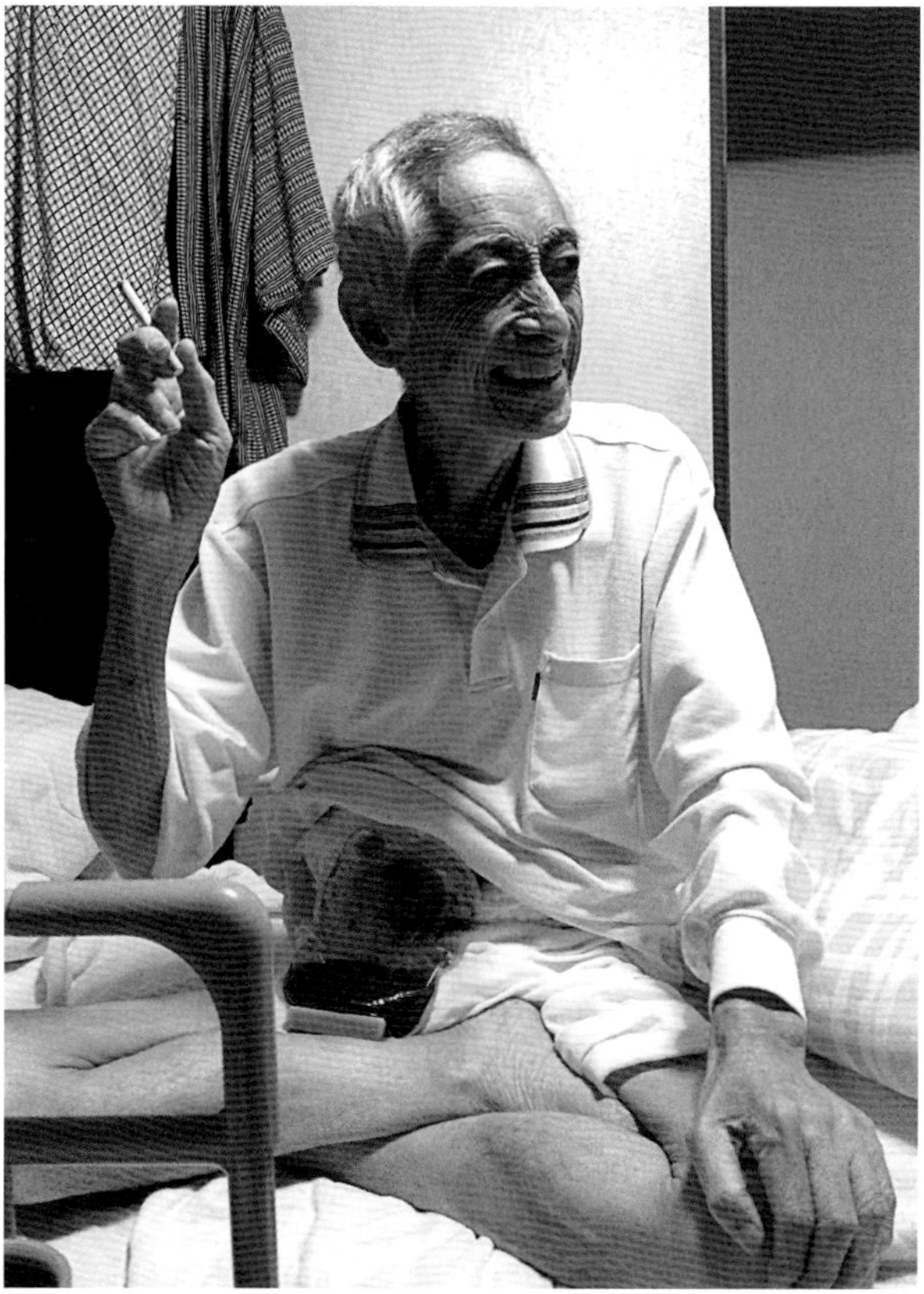

# 在宅を始めて当惑する人々

## 「今は何を訊いたらいいかもわからない」

藤吉幸雄さん（六十八歳）はスキルス性胃がん、多発肺転移をしていました。ある年の初めから息苦しさが出始め、一月中旬からは自宅の二階にも上がれなくなっています。その月の二十四日に国立病院を受診して胸のレントゲン写真を撮ったところ、肺に多くのがんの転移が見つかり、胸水も溜まっていました。血を取って調べたところ腫瘍マーカーが高値だったので、胃の内視鏡検査を受けてスキルス性胃がんの診断がついています。肝機能が悪いため化学療法もできないと言われました。

**二ノ坂**　一月の末に国立病院から相談があり、二日後に退院予定と聞いたので、僕はすぐに病棟に面談に行きました。その時は、焦りの様子が見えて「今は何を訊いたらいいかもわからない。先生にお願いしたいのは、苦痛がないようにしてほしいということです」。そして立ち上がると、「ここに居ても何もできないのなら、家に帰って残りの人生をどう過ごすかを考えたい」と言い、狭い病室の中を歩きまわりながら、「だけどすべて初めてのことなので、どうしていいかわからない」と不安で落ち着かない様子でした。

僕が、「年取ることも、死ぬことも人生には初めてのことだらけだったじゃありませんか。恋することもそうだったでしょう？　私にもこれからの展開が見えているわけではありませんが、何が起ころうともあなたの在宅療養を支えます。一緒に対処していきましょう」と言うと、「先生が気にかけてくださっていると思うだけで不安感がぬぐえます」と言って、はじめて笑顔を見せてくれました。

自宅に帰って来たとの連絡を受けて、初回の往診をして酸素三リットル投与を開始しました。しばらくすると「やっぱり家がいいですね」と笑顔を浮かべ、別人のように穏やかな表情で、「これが本当の自分です」と言いました。対照的に奥さんは動揺しており、不安でいっぱいの表情でした。相談があった時点で二日後に退院と決まっていたため、事前に奥さんと面談を行うことができなかったんですよ。

三日目に往診した時には、退院後に食欲がなくなったが、昨日からは息苦しさもひどくなってきたと言いましたが、点滴後しばらくすると顔をあげて、「息が楽になってきた」と笑顔が出るようになりました。

**後藤**　四日目は私が往診しています。その時は、「点滴をしてもらったあと調子がよかったんですが、夜はきつくて眠れませんでした」という訴えがありました。呼吸が楽になると、「妻は十年前からうつ病になり、最近、調子が悪くなり薬を飲み出しています。私は妻に苦労をかけたので、今後は妻の言う通りにしようと思う」などと話してくれました。
その時の話の中で、奥さんは自分からいろいろ話せるタイプではないと聞いたので、できるだけ頻繁に電話連絡して状況を把握し、早めに対応するようにしました。その後も息苦しさ、胸痛はよくなったり悪くなったりを繰り返しながら続きました。

二ノ坂　藤吉さんが退院して一週間目の午前十時頃、奥さんから電話がありました。「主人は六時ごろ目覚めて、立ち上がってトイレに行きました。その後、息苦しさを強く訴えたので、救急車を呼んで国立病院に入院させましたが、先ほど亡くなりました」とすごく感情を押し殺したような言い方で、経過だけを報告されました。国立病院からの報告では午前九時四十五分に死亡、死因は不詳ということでした。最後まで自宅で安楽に過ごせる方法はなかったか。自宅に落ち着き、「これが本当の自分です」と言った時の藤吉さんの穏やかな表情が忘れられないですよ。病いは予測をはるかに超えた速さで進行し、奥さんとは十分な信頼関係が築けておらず、それがこういう結果につながったのだと思うと残念です。ただ、藤吉さんのように、病院がイヤだからというネガティヴな感情で在宅療養が選ばれることが多いのが現状ですが、それでは在宅療養の水準向上にはつながらない。在宅療養のほうがずっといいからという理由で選ばれるようにならないといかんですよね。

## 「高カロリー輸液はどうですか」

二ノ坂　患者さんが家に帰って来て、本人も家族も落ち着きを取り戻してホッとしたものの、食欲がなくなったり消化管の通過障害のために食べられなくなったりして日に日に弱っていく姿を見るのは、本当につらいです。そんな時に、処置に関して本人や家族から、医学的見地からは意味がないと考えられるいろんな提案がなされることがよくあります。緩和ケアとしてどうなのか、患者さんの身体にとってどうなのか、全体的に見て判断しなければならないけれど、本人や家族からの要望は無下に退けず、無理のない範囲で受け入れることも大事ですよね。とりわけ本人にどうしても果たしておきたいことがある場合には、柔軟に対応すべきだろうと思います。

倉川春海さん（六十五歳）は国立病院で直腸がんの手術を受け化学療法も行いましたが、がんは再発し大動脈周囲のリンパ節に転移したので四年間にわたって化学療法を受けています。通院治療をしていましたが、多発肝転移や腹膜播種《はしゅ》による腹痛、水腎症による尿路感染症に悩まされるようになりました。そして、これ以上の化学療法は無理と言われて、十二月初めに市内のホスピスを紹介されました。その時、「お正月は迎えられないかもしれない」と告げられています。

本人、家族共になるべく自宅で過ごしたいという気持ちが高まってきたため、当クリニックから往診することになりました。「高カロリー輸液はどうですか」とは、食事や水分が思うように入らなくなった時に、本人と家族から出た言葉です。

**二ノ坂**　あの時はたしか、年末に郊外にあるお墓参りに行きたいという強い希望で坐位訓練を進めていましたが、倦怠感が強くてなかなか訓練がはかどらなかったようです。それで高カロリー輸液を行ったところ笑顔が見られるようになり、食欲も出て倦怠感が軽減し、帰省した息子も含めて家族みんなで墓参りに行くことができました。本人は車の中から拝んだだけでしたが、心からの安堵の表情を浮かべていたと聞いています。

通常、在宅療養での高カロリー輸液は意味がないことが多いので行わないのですが、倉川さんのように一時的に体力を回復させる目的で行うことはありますね。

## 「苦しいと思ったら苦しいし、そうでないと言えば苦しくない」

飯塚泰さん（八十歳）は認知症と肺がんの患者さんです。亡くなる一年前からアルツハイマー病のため神経内科クリニックに通院しながら、小規模多機能型居宅介護サービス*のデイサービスやショートステイを利用しており、週末だけ一日中自宅で過ごすような生活をしていました。お酒が好きで、時々娘さん手造りのつまみを施設に持参して、他の利用者と一緒に晩酌を楽しんでおられたようです。半年前から咳、息切れが出て、しだいにひどくなっていました。三カ月前に総合病院を受診して進行した肺がんの診断を受けましたが、認知症があるため、それ以上の検査や積極的治療はしないと言われています。

＊被介護保険者が、事業所と契約することにより、日中の通い（デイサービス）、訪問、泊まり（宿泊）を、利用者の状況に合わせて組み合わせて利用することができる。介護保険の地域密着型サービスの一つ。

二ノ坂　僕は、その診断直後に飯塚さんが利用していた小規模多機能型居宅介護施設に初回の往診をしています。みんなと一緒にデイルームのソファに座って寛いでおられましたが、声をかけると立ち上がって、ゆっくりと僕たちのほうへ寄って来られて丁重に挨拶してくれました。動作時に息切れがあり、中くらいの認知症がありましたが、コミュニケーションは良好でした。

その翌日、娘さん夫婦がクリニックにみえています。医療関係専門の新聞記者をしている夫は、「今の施設を利用しながら自宅で看たい。短期間ながら義母を自宅で看取った経験があり、義父も最後は自宅で」と明快な意向を話してくれました。それ以後、週一回訪問診療を行っており、飯塚さんは、家では娘夫婦、孫二人と同居していました。

後藤　娘さん夫婦がみえた数日後に自宅で担当者会議を開いて、方針を確認し、在宅酸素を導入していますね。それから体動時の呼吸困難も軽くなり、家族と居酒屋に行ったりしています。

冒頭の言葉、「苦しいと思ったら苦しいし、そうでないと言えば苦しくない」とは、在宅療養生活が順調に運びはじめた時の本人の言葉ですが、呼吸困難や全身倦怠感の感じ方は気分次第ということに気づいてこう言われたのだと思います。

飯塚さんの場合は恵まれた家庭環境にあり、最期まで大事にされていますが、在宅療養に移った当初は苛立ちが強く、訪問看護師によるケアが難しい状態でした。その後、咳き込みは続いていますが、症状はほぼコントロールできるようになっています。

しかし、亡くなる二カ月前には精神的に不安定となり、以前から通院していた神経内科クリニックに娘さんが相談に行って向精神薬の内服を開始しています。訪問看護師に対しても「きつい。この先どうなるのか」と苦痛や不安感を訴え、二十分のケアが我慢できなくなりました。

亡くなる一カ月前から食べる量が減り、体重減少が目立ってきて、「きつい」、「苦しい」の訴えが頻回となっています。この時、家族には、余命は日にち単位と説明しています。亡くなる前日には三十九～四十度の熱発。肺がんの増大が胸水貯留、無気肺を引き起こしました。

結局、在宅療養を始めてから三カ月で自宅で亡くなりましたが、娘夫婦に学校から帰ってきた孫二人が加わって、施設と訪問看護ステーション両方のスタッフと共に死後の処置を行いました。

**二ノ坂**　飯塚さんのご家族が在宅療養を選択した理由のひとつとして、短期間でしたが、飯塚さんの奥さんを在宅で看取った経験があったからだと思います。肺がんの診断がつき、治療の適応ではないと判断された時点でクリニックに相談がありましたが、通える間は小規模多機能型居宅介護サービスのデイサービスやショートステイを利用し、最期は自宅で、と家族の方針も訪問診療開始当初から明快でした。

飯塚さんが利用していた施設のスタッフが、看取りまで変わらなかったことが、彼に安心感をあたえ、家族の介護負担が軽くなっていますね。

**後藤**　そうですね。それと、飯塚さんの在宅ホスピスがうまくいったポイントは、家族の一致した在宅ホスピスの選択があったからでしょう。もう一つ、飯塚さん本人が認知症だったということもあると思います。

認知症は病気か、老いの表現かということに関して、大井玄東大名誉教授が著書『痴呆の哲学―ぼけるのが怖い人のために』（弘文堂　二〇〇四年）の中で、老人の痴呆を忌避する文化と、当たり前のこととして受け入れる文化との比較に基づいて述べています。そこには、〝適切な人間環境と寛容な時間環境さえあれば痴呆状態にある人に「苦痛」は生じない。ゆえに、この面においても病気の定義からはずれるといえよう〟と述べたうえで、痴呆状態にいる「先輩」とのつきあいを良好に維持し、安心の境地に落ち着く場合に役立つ五つの心得をあげています。

第一に、痴呆老人にとって快適な刺激とは、尊敬と暖かさの感じられる、ゆったりとした接触であること。そして不快な刺激とは乱暴な、早口の、あるいは詰問調の接触であることを納得すること。

第二に、人生の最後の難路を歩く老人の矜持の尊重。

第三に、残存能力の維持の重要性を理解すること。

第四に、ゆったりとした時間を「共有する」こと。

第五に老人と周囲の「つながり」を工夫する必要がある。

飯塚さんをみても、人生の「先輩」に接する際にはこのすべてが大事なことがわかります。また、人格の形成過程も、完成期も、人格的まとまりが失われていく時期にあっても、すべてが「私」なのだという人生観を学ぶこともできます。

## 「やってみないと、何がわからないかもわからない」

後藤　これは山元應典さん（六十八歳）が、ずっと治療を受けていた病院の退院前カンファレンスで、山元さんの奥さんが言った言葉ですね。

二ノ坂　山元さんは膵がんで、総合病院で外科手術と化学療法を受けていますが、発病以来ほとんど入院生活だったので、そういう意味で、在宅は「やってみないと、何がわからないかもわからない」と言われたのだと思います。山元さんは膵がんが再発した矢先に、自宅のトイレで転倒したことで頸髄損傷による四肢麻痺が重なって二重に苦しんでいました。

ところで、自宅でめまいを起こし転倒した際に四肢麻痺を起こすというのは普通じゃないと思いますが、神経学的にはどういう機転が働いたと考えられますか。

後藤　山元さんは、もともと頸椎後縦靭帯骨化症《けいついこうじゅうじんたい》があって脊柱管と呼ばれる脊髄が通る穴が狭くなっていたために、失神して倒れた時に壁で頭を打って頸椎が過度に伸展された時に頸髄が損傷されたのでしょう。緊急に頸椎の椎弓《ついきゅう》切除術を受けましたが、回復していません。

二ノ坂　もともとご本人と奥さんには、医療不信の念が強かったようですね。

後藤　リハビリ病院に入院中に膝関節異所性骨化の診断を受けましたが、セラピストから「リハビリを頑張り過ぎるとそうなる」と言われたり、「別府のセンターへ行けば歩けるようになる」と言われて、その施設で訓練を受けたりしたんですが、そこでも回復しなかった。その頃、娘さんが急死しており、病院に死因の説明を求めると解剖を求められるなどと、不幸な出来事が重なっていたようです。

**二ノ坂**　入院中も脊損に伴う膀胱直腸障害や起立性低血圧に悩まされ、どう対応していいかわからないで、奥さんはしばしばパニックに陥ったようです。在宅での緩和ケアが始まると、膵臓がんの末期状態のいろんな症状が次々に出てきて、奥さんは家での看取りができないのではないかという不安感でいっぱいになっておられた。

**後藤**　そうでしたね。痛みや不快感が募っても、四肢麻痺のために身体を動かすこともできず、應典さんはフラストレーションが溜まって感情的にまくしたてられるので、奥さんには何を言っているのか理解できなかったようです。

**二ノ坂**　奥さんの「これは普通ですか」という心から不安そうな声が、今でも耳に残っています。ことに暗くなってくると心配が募ってくるようで、「食べたがらないんです」、「なんとか食べさせても、しばらくすると吐きます」と、夜中にしばしば電話がかかってきていました。

僕は、言葉を選んで、食べないから死ぬのではなく、死の過程に入ったから食べなくなったということを説明し、「もう食べさせるのを止める時期ですね。氷水に好みの味を付けたものを少しずつあげてください。もし、お腹が空くようでしたら、アミノ酸飲料がありますからそれを出しましょう」などと勧めたんですが、気持ちの上で一緒に居てくれる人を求めていることが伝わってきました。

それで「何か心配なことが起きたら、夜中でも構いませんから電話してください」と言って、そのつど、クリニックと訪問看護ステーションですぐに対応するようにすると、奥さんの不安は少し薄れたようで、「最期まで家で看ます」に変わってきました。そして、時間がないことを告げると、息子さんも泊まり込みで看てくれるようになり、お母さんを支えていました。

**後藤**　鎮静（セデーション）について奥さんに話すと、「もうそろそろきついのを取ってあげないといけないのかな」と受け入れ、睡眠導入薬を使用すると、「楽に眠れてホッとしました。今まであんなにきつい思いをして本当に頑張ってきたのだから……。もう少し話がしたいけど、今は少し眠らせてあげたいと思います」と言っていました。

**二ノ坂**　先日、奥さんがクリニックに挨拶にみえて「家で看取ることができて本当によかったと、いま一番実感しています」と話してくれました。

## 「次のステップが考えられない」――プラス思考のワナ

たいていの場合、私たちは一人で死ぬわけではなく、その人が生まれてから培ってきた個性でもって家族や友人、より大きなコミュニティ、医療従事者と関わり合いながら人生の階段を下ってゆくものです。がんをはじめとする致死的な疾患の多くは、末期になると個人の思いや努力も空しく、人を破滅に引きずりこんでいく専制君主のような非情な振る舞いをします。

そのような抗いがたい運命とも言うべき状況に直面せざるを得なくなった場合、〝プラス思考〟がどのように働くか考えてみたいと思います。プラス思考とは、英語ではポジティブ・シンキングです。

安森太郎さん（六十八歳）は腕のいい車のセールスマンで、弱音を吐かないプラス思考の人として知られていました。高校時代から野球一筋できた安森さんは、定年後に再就職した会社でも仲間を集めて草野球のチームを作り楽しんでいました。

そんな安森さんが、球を投げた時に右の上腕が痛むと訴えたのは、三年前のことでした。近くのクリニックで診てもらったところ、転移性骨腫瘍の疑いありとして大学病院を紹介され、精密検査をすることになりました。その結果、肺がんですでに右上腕と胸椎に多発性骨転移と脳転移を起こしているという診断を下されています。

**ニノ坂**　本人には思いもよらない厳しい診断だったと思います。まさに青天の霹靂《へきれき》だったでしょうが、安森さんは直ちに化学療法と放射線照射を受けることを選びました。しかし、間もなく対麻痺《ついまひ》＊＊と膀胱直腸障害が出現し、病いは徐々に進行してきました。激しい副作用に耐えて抗がん剤の投与を受けても病気が進行するばかりだったので、四回目の抗がん剤治療後、緩和ケアを選択し、当クリニックを訪れました。その時の安森さんご夫妻の一致した願いは、「また歩けるように！」でした。

外来通院を始めた頃から対麻痺の改善が見られるようになって、伝い歩きができるようになりました。本人はサウナに入り、リハビリに励んで努力した成果と思っていたようです。それからの半年間は、高原のリゾートにドライブに出かけたり、クリニックのコンサートに夫婦そろって出席したりして楽しんでいました。

しかし対麻痺は再び進行し、背中の痛みもひどくなっています。腫瘍マーカーの上昇を踏まえて行われた胸部CT検査では、原発巣は大きくなっており、肺内転移も見つかりました。

あの時は、「これからよい方向に行くと思っていたのに……」と夫婦ともども絶句されました。


**後藤**　大学病院を退院する前に受けた放射線治療は、根本的な治療効果をあげるものではなく痛みを取るための対症療法的なものであることは何度も説明を受けていたはずですが……。

安森さんのようにプラス思考をする人の場合、しばしば希望的観測や願望に支配された考え方、自身の行動の結果を受け止めて前向きの解釈をするため、自分の理解を超えた何か大きな力に捕えられたと感じた時には、思考停止に陥る傾向が強いように思えます。

安森さんは、歩けるようになりたいと意欲的に治療や筋力増強に取り組んできたのに、歩行器から車椅子になり、やがて外来通院が困難となったので、訪問診療へ移行しています。長い療養期間中にゆっくりと進行する病気が、明るく前向きな人にもたらす耐えがたい苦痛について、私たちはもっと思いをいたさねばならないと思います。

安森さんは家には孫も居る、食事も好きなものを食べられる、と自宅での生活を喜んでいました。希

＊＊両下肢の運動麻痺のことで、脊髄の中でも胸髄以下の横断性障害および損傷によって生じる。

望されたので、当クリニックで丸山ワクチンの注射を行い、他院で高濃度ビタミン療法を続けていましたが、尿閉や機能的な腸閉塞を次々に起こすようになり、そのため奥さんの介護負担が増したうえに、長期の療養の間に、奥さんの持病である神経難病が悪化したり、同居しているお嫁さんの出産などのストレスが加わったりしたので、「奥さんには休息が必要です。短期間の入院を考えてみませんか」と何度か話しました。

しかし、本人はその必要性について認めず、「入院は嫌だ」の一点張りでした。その結果、その頃訪問していた看護師が、「安森さんと奥さんとの今までの関係が壊れていくようでした。聞いていて、こちらがつらくなるような言葉を投げ合っていましたが、自分がその中に割って入ることなどとてもできませんでした」と報告するような状況に陥っています。

**二ノ坂**　「次のステップを考えられない」というのが、この頃、お二人から異口同音に出た言葉でしたね。僕は在宅療養をよりよいものにするためには、今、奥さんが休息をとる必要があるということ、それに太郎さんにも画像診断等に基く病状評価が必要であることを話して、なんとか説得して近くの総合病院に短期入院してもらいました。

太郎さんは、入院中に周囲の人の顔やなぜ自分が病院に居るのかわからなくなって騒ぐようなこともあったようですが、自宅に帰ると元に戻り、痛みのコントロールもよくなりました。

**後藤**　そうですね。それでも退院直後に自宅で開いた担当者会議で、「入院は嫌だ」と繰り返していましたが、奥さんは、本人の意思は尊重したいが、短期間入院してくれるとありがたいと言っていました。

**二ノ坂**　その後、太郎さんは抑うつ的になり、投げやりで怒りっぽく、身体のあちこちを痛がって触られるのを嫌がるようになりました。食事や水分をあまり摂らなくなり、奥さんが介助して食べさせようとすると「いらん、いらん」と拒否することが多くなっています。

　奥さんの不安感も強く、これからどんどん食事が摂れなくなったらどうしたらいいのかと訴えるので、身体が弱ってきているから食べられなくなっているということ、そして、いろいろ工夫することも大事だが、一日一日を大切に過ごされるようにと、死の過程に入っていることを婉曲に話しています。

**後藤**　亡くなる二カ月前になると、飲みこみが悪くなって、衰弱が急速に進みましたね。奥さんの介護疲れもひどくなってきた。

　そんな時、朝になっても目を開けなくなったと救急車を呼んで、太郎さんは近くの総合病院に搬入されています。そこで意識レベルが低下しており、経口摂取ができないということで中心静脈栄養が施行されています。その結果、全身状態も一時的に改善しましたが、徐々に呼吸状態が悪化し意識レベルも再び低下して、そのまま病院で亡くなりました。骨転移で診断がついてから三年が経過していました。

**二ノ坂**　僕たちは自宅にもう一度帰したかったのですが、その病院は何も有用な情報を提供してくれませんでした。初めから、僕たちがしっかり接触しておくべきだった。当院と病院の連携室の相談員や医師との関係がしっかりできているところはタイムリーに経過を知らせてくれるのですが……。それに訪問看護ステーションも最後の入院前に、いろいろ感じるところがあったと思うのですが、報告してくれなかった。残念ながら、長い経過をたどる場合、抜けてしまう点がいくつかあるのは事実ですね。

後藤　最期をどこでどう過ごすか、そういった話をいつ、どのように切り出すか、本人にも家族にも伝えにくい。でも、そこから来る問題は大きいですね。

ニノ坂　僕たちはその人の現状に留まっていないで、その人の人生全体から見て今はどうなのかに常に思いを馳せていなければいけないと考えます。そうした切り出しにくい話は、ご本人が小康状態を保っている間、調子がいいうちに話しておくべきでしょう。

安森さんの場合も、家族のケアの力を引き出すために、子どもたちに休日にでも集まってもらって話すべきだったと思います。子どもたちが離れて住んでいるために迷惑をかけまいとして、妻が一人で頑張ろうとすることがよくありますが、大方の子どもはこちらが話したら来てくれるものですよ。

家族には具体的に言わないとわからない。病勢が進んだらこういった治療はもう効かないんじゃないかとか、この時点での高カロリー輸液は弱った身体には負担になるばかりじゃないかとか、具体的に話してもいい。それは僕たちの役目でしょう。

後藤　ものごとを前向きに考える人は、末期になって自分の思いをものともしないような勢いで病気が進むと、事態を受け入れられず、近づいてくる死を実感するようになると惑乱しがちになるように思います。それでも、善良な人々、とりわけ家族に囲まれてその時を迎えることができれば、死の恐怖が幾分抑えられるんじゃないかと思うのですが。

ニノ坂　安森さんにも、そのような時間をもっと持ってもらいたかったです。

# 家族の力

## 「みんなでこうやってきれいにするのもいいね」

渋谷東進さん（七十八歳）は大都市近郊の海で働いていた漁師。体調不良を自覚して大学病院を受診したところ、「非常に進んだ膵臓がん」という診断がつけられました。腸管にも浸潤しており、切除不能であったため化学療法を開始することとなりましたが、東進さんはその数カ月後まで漁に出ていました。

一族は強い絆で結ばれていて、東進さんは嵐の海で亡くなった弟の娘を実の娘のように可愛がっていました。ヘルパーの資格を持つ孫もケアするために大阪から帰って来るなど、東進さんの側にはいつも誰か家族が居り、夜も必ず誰かが泊まり込んでいたので、認知症が始まっていた奥さんもよく眠れている様子でした。

奥さんは訪問するといつも明るく元気で穏やかでした。在宅生活を送る上で、介護力があり家族関係が良いことの意味は大きい。暖かい雰囲気で、みんな淡々と東進さんの世話をしており、急変した時も誰も慌てることなく落ち着いていてい ました。

**二ノ坂**　「みんなでこうやってきれいにするのもいいね」という言葉は、妻、娘、娘婿やたくさんのお孫さんといっしょに東進さんの湯灌をしていた時の娘さんの言葉です。渋谷さんが亡くなったあとも、彼を中心にみんなが仲睦まじくいるようで、いい言葉ですね。

**後藤**　そうですね。渋谷さんとは十三日間という短い関わりでした。病院の指示で訪問看護ステーションが週三回訪問していたんですが、ケアマネジャーの紹介があり、本人と家族も当クリニックのことを知っていたため訪問を依頼されたという経緯でした。

訪問すると、渋谷さんの腹部は膨れて盛り上がっており、仰向けに寝るとお腹が張って腰も痛くなるといって、ベッド上に座っていました。陰嚢と脚に浮腫が著しいために利尿剤を投与し、痛みは弱オピオイド鎮痛剤を使い、突発痛には強オピオイド散剤を使うことでコントロールできていました。

急速に衰弱が進行して傾眠状態になっていきましたが、覚醒すると激しい胸痛を訴えていました。強オピオイド散剤は飲み込めなくなり、さらに末梢静脈からのルート確保が難しくなったので、持続皮下注を使ってどうにか除痛はできていました。

**二ノ坂**　渋谷さんに限らず、もっと早く病院から紹介があればよかったのに、とはいつも思うことです。そういった判断は、担当医や医療相談室がちゃんと行うべきなんだけど。

在宅に移行する時期を家族が判断することは難しいですよ。実際、たいていの場合、患者さん本人も家族も切羽詰まらないと相談室に行かない。今かかっている病院内だけでなく、誰でも気軽に相談できる「暮らしの保健室」*のような場所が地域にあればいいのですが。

## 「こんなのをどうして連れて帰れますか！」

「私たちの生活に意味を見いだすには、違ったように生きなければならないわけではない。自分たちの生活を違った目で見ることができるようになればいいのだ」とレーチェル・レメンは言っていますが、私たちは、自分で自覚しているより遙かに意味のある生活をしているのではないかと思います。私たちの多くは、病気になった時くらいにしか立ち止まって自分の生活を見直すことをしませんが、そういう時に自分の生活に新たな意味を見いだすことがあるのではないでしょうか。

離島で生まれ育った自見智美さん（五十三歳）は一族の中で初めて島を出て工業高校を卒業し、その町にあった大企業の工場に職を得た人でした。やがて腕前と人柄を見込まれて中部地方の本社工場に抜擢され、長い単身赴任の生活を送ることになりました。

月に一度だけ家族のもとへ帰って来る生活を続けて十年経った頃、長引く腰痛のため勤務先近くの病院を受診しました。そこでＭＲＩ検査を受けたところ、骨盤に腫瘍が見つかり、組織を採って調べた結果、腺が

＊東京・新宿の大規模住宅の一画で秋山正子さん（白十字訪問看護ステーション統括責任者）が空き店舗を利用して始めた「暮らしの保健室」は、日常的な健康相談を受けたり、病院や保健所、地域包括支援センターにつなぐなどの役割を、無償で提供する場所で、今、全国に少しずつ広がっている。

んと診断されました。そこで、原発巣を捜すために全身のＰＥＴ**検査を受け、肺がんの診断がつきました。結果は主治医から本人に直接告知されています。

**後藤**　降ってわいたような悪い知らせを受けたその時のことを、奥さんが話してくれました。

「単身赴任先から帰って来て、まず私に話してくれました。でも、私はわけがわからなくなって、話の途中で買い物に出かけてしまいました。近くの商店街をやみくもに歩きまわったことだけを覚えています。二人の息子には夫から話してほしいと頼み、たまたま夏休みに帰省していた息子たちに病気のことを話してもらったんですが、夫は、『二人とも、しっかり受け止めてくれた』とほっとしたようでした。テニスに熱中していた娘には、高校のインターハイが終わってから、父親ががんで、余命は一年と言われたと私から話しました」

自見さんは病気のことを家族に伝えてから、坊主頭にしたそうです。勤務先の町にある総合病院で抗がん剤の投与を受けてから原発巣のコントロールはずっと良好だったそうですが、三年目に全身の骨に多発性転移が見つかりました。それで福岡に帰って来て入院し、放射線治療とオピオイド製剤で症状緩和を図ることになったそうです。

紹介状を持って入院した地元の病院の病室は二人部屋で、自見さんより若いルームメートも肺がん患者だったといいます。

「その方から『あなたはお子さんが大きいからいいですね。自分のところはまだ幼いから……』と言われて、まだ、ウチはマシなほうなのかなと思いました。それがある日、見舞いに行くと、その方が医師から『もうできることはありません。帰ってください』という意味のことを言われているのが全部聞こえました。挙句、『あなたが居ると、病院は儲かりませんから』と付け加えたんですよ。私たちはびっくりして言葉を失いました。許せませんよ！　私は、『これから治療しようというのに、ごめんね』と、思わず夫に謝っていました」

この話には続きがありました。

「在宅療養に移ってからしばらくして、二人でビデオショップに行った帰りに葬儀社の前を通ると、故人の名前を書いた立札が目に入りました。そこにはあの若いルームメートの名前があったんです。思わず夫の手を握りました。家に帰ると、夫は暗い表情で黙って座っていました。なぜ、うちが！　なぜ、夫が！　とやり場のない怒りがこみ上げてきました」

**二ノ坂**　そういう話を聞くと、病院の役割って何なんだろうって思いますよ。病理組織診断とステージによって治療法を呈示するだけの存在なのか。次から次へと心身に対するストレスの大きな治療法を繰り出し、打つ手が尽きると「帰ってください」と言う……。実際、先進医療の専門家のなかには、病気は診るけど、人は見ないと言われても仕方ない人が少なくないようです。

**後藤**　自見さんのほうにも問題があったようです。たばこを手放せない自見さんが、病室の洗面台でたばこ

＊＊陽電子放射断層撮影の英語の頭文字をとった略語。放射性薬剤を体内に取り込ませ、放出される放射線を特殊なカメラで捉えて画像化する。ブドウ糖代謝などの機能の違いからがんの早期発見や進行度診断ができるだけでなく、全身を一度に調べられるので原発不明がん、転移、再発を調べるのに有用である。

を吸って騒動を起こしたこともあったそうです。その時は、洗面台が大きな灰皿のように見えたから吸ったと言っていたそうですが、薬の副作用でそういう症状が出ることはよくありますよ。夜中にタバコを吸いに外に出て、オートロックがかかり、建物の中に入れなくなったこともあり、そんな自見さんは、病院側からは規則を守らない患者というふうにしか扱われなかったようです。

「看護師さんも忙しいのはわかるけど、血圧を測りに来るだけ。医師も声をかけてくれない。病院に預けていると安心できるはずなのに、私はいつも後ろ髪を引かれる思いで病院を後にし、自宅にいてもいつ電話がかかってくるかと不安で眠れませんでした」

そんなこともあって、二人は家に帰り、外来通院に切り替えることにしたそうです。

ところが、自宅へ戻ったもののまったく食べられず、自見さんは横になったきり。それでも、抗がん剤をもらうために一人で通院していたそうです。ある日、病院から帰って来て公団住宅の階段を必死で上って部屋のソファにどっとへたりこむと、「すべてを仕事のために捧げた人生……。その代償がこれか！」と無念の思いをぶちまけられたそうですよ。

そういう状態でも、二人には相談する相手がいなかった。どこの誰に相談すればいいのか、まったく知らなかったそうですよ。自見さんは、大腿骨転移による激痛で病院に緊急入院し、そこで初めて地域連携室の看護師に話を聞いてもらっています。

その時は、すぐに「どこで過ごしたいか」と訊かれ、若い主治医から訪問診療という選択肢があることを聞いています。この時、奥さんは同室の患者さんがケアマネジャーに相談しているのを見て、自分たちもその段階になったら相談しようとケアマネジャーの名前をメモしておいたそうです。だから、「どうしますか」と訊かれた時にその時書き止めておいたケアマネジャーの名前を挙げて、そこで在宅ホスピスを選択しています。

**二ノ坂**　僕たちはケアマネジャーから連絡を受けて自見さんのことを知ったのですが、病棟でもトラブルが多かった人ということを聞いたので、最初が肝腎と思って病院に会いに行きました。

その時の自見さんは、「頭が痛い。体がきつい」と言って険しい表情をしていました。「家に帰りますか」と訊くと、即座に「はい。私にはもう時間がありませんから」と返事が返ってきました。でも、奥さんはそれまでの思いをぶつけるように、「強い痛みを訴え、おかしなことを口走る。幻覚の出る夫を家で見るのは不安です。こんなのをどうして連れて帰れますか！」と言われたんですよ。

自見さんは家に帰りたくてたまらない。病気が治らないのはわかっている。でも家に帰りたい。でも、病院中心の医療しか知らない奥さんは拒否せざるを得ない。二人の気持ちは痛いほどわかる……、本当に気の毒でしたよ。こんな難しい状況で家で看ることができるだろうかと一瞬思いましたが、クリニックの総力を上げてなんとかしようと決心しました。

それで、僕は敢えて奥さんに、「あなたの都合を優先させていませんか。ご主人の気持ちを考えてください」そして、「私たちが責任をもちますから」と説得しました。在宅をはじめると、自見さんは最初は暗い人という印象だったけど、率直な人というふうに変わっていきました。家族全員が変わっていきました。

後藤　そうですね。私は、あの時、自見さんの在宅療養に関わった人の言葉を記録していました。

妻「夫を特別扱いはしない。大丈夫とは言わないと決めました。言葉には出さないで、みんながお父さんのことを思っているのが伝わるようにします。家に帰ってから、治った！　と思いました。昔の夫に戻ったんです」

娘「正直言って、帰ってきて欲しくないと思っていました。虫が見えるとか訳のわからないことを言うし、ベランダから飛び降りそうな雰囲気だったから。母は落ち込むし、兄は逃げるし、私だけじゃんと思いました。それが家に帰ってから元気になると、元のお父さんに戻ったんです！」

訪問看護師「家に帰ってきた時の自見さんの暗い感じは忘れられません。憔悴しきっていました。それが見る見る元気になっていきました。その変化は驚くほどで、仕事の話を活き活きと話してくださって、訪問するのが楽しみでした」

妻「にのさかクリニックのデイホスピスにも参加し、同じようなカップルに出会ってざっくばらんに話をし、最後はハグして別れました。帰ってきて、夫は『楽しかったー、次はいつ行けるかな』と言っていましたが、次はありませんでした。古い公団住宅に住んでいたので、階段を上がれず、それっきりになりました」

自見さんにはもっと時間を上げたかった。看取りをした後の娘さんの言葉を聞くと、本当にそう思います。

娘「最期は兄と二人で看取りました。意外に冷静になれたのに自分でも驚いています。手足が冷たくなって、呼吸が止まって、人が死ぬのは呆気ないなとさえ思いました。死を見るのは初めてだったけど、お父さんがそれを学ばせてくれた気持ちです。医師が死亡確認に来るまでに顎を閉じ、目を閉じ、手を組んであげてから服を選びました。

看取ることができて、「お父さんは幸せだった」と思えるようになりました。これから生きる私たちにとって、『ここまでやれた』という満足感は大切なものです」

妻「最後に家族全員が誰一人動ずることなく、『お父さん、よく頑張ったね。とても幸せだったね』と言えました。それにしても、いろんなことを相談できるところがほしいと本当に思います。

最近、国立病院地域連携室の方のはからいで、医療従事者に私たち家族の気持ちを聞いてもらう会が開かれました。そこでこれまでにお話ししたようなことを話してきましたが、皆さん熱心に耳を傾けてくださいました。お世話になった病院のことをとやかく言うのはとても気がひけることです。それでも、夫に背中を押されたと感じて勇気を振りしぼって出て行きました。それにしても、医師の出席が少なかったのが残念です。きっと皆さんお忙しいのでしょうが……」

二ノ坂　家族は長い年月をかけて共に成長するものですが、夫の単身赴任が長いとそれが難しくなります。自見さんの場合も、終末期に入って自見さんが家に居るようになってから、短い期間で家族全員が成長し、再結束を図らねばならなかった。それができたのは、もともと家族関係がよかったからでしょう。

在宅ホスピスの風景ー5

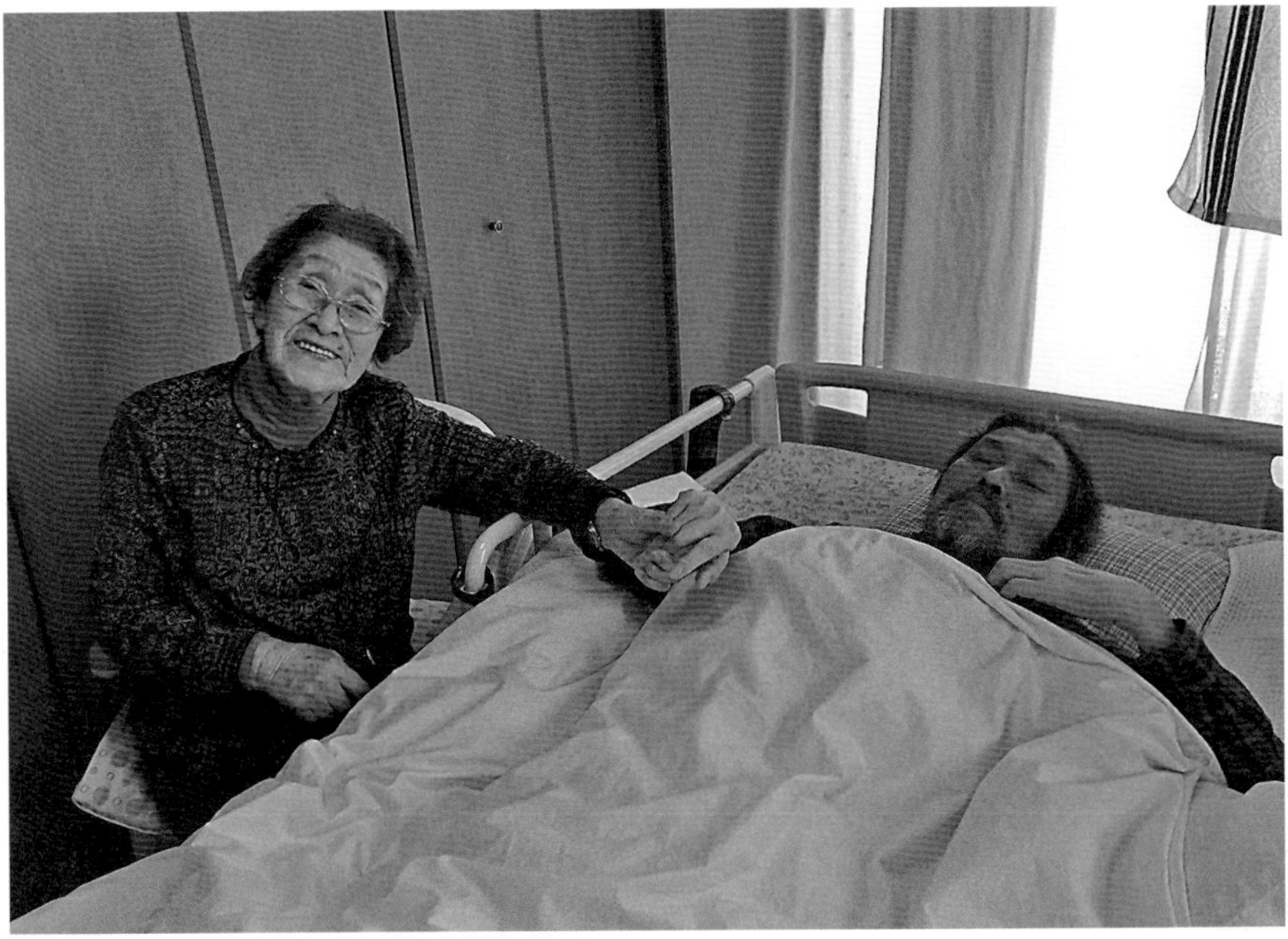

## 「頼りになるのは家族だけ」

**後藤**　つらい治療に必死に耐えて生きる努力している進行がんの患者さんたちを見ていて、近ごろしきりに思うのは、人間の深い無意識のレベルには、理性ではわからない、何かの目的のために肉体に留まりたいという粘り強い意思があるように思うんですが。

**ニノ坂**　それは人類に備わった「生きる意思」というものかもしれない。

**後藤**　そんな原始的な意思が私たち人間の生命の真の中心に存在していて、ふだんは夢か想像力でしか近づけないけれど、深刻な病気によって生命が危機に曝されると、それが認識できるようになることがあるのかもしれないと思うことがあります。

三波慎二さん（六十九歳）は洋服の量販会社の社長でした。彼の会社で作っている洋服は値段も手ごろでデザインもよいので若者に人気があります。三波さんは、近くのクリニックで前立腺がんの疑いありと言われ、診断確定と治療のために大学病院へ紹介されました。精密検査を行うとすでに進行がんの状態で全身に転移していることが判明したため、化学療法を行うことになりました。

それから大学病院からの紹介状を持って当院を受診しています。娘さんからは、「本人は病気のことは知っているが、進行がんで状態が悪いことは知らないので、その辺りを話すときは注意してもらいたい」という強い要望がありました。

通院治療とし、必要な時には在宅でサポートするという方針になりました。嘔気と食欲不振を訴えて二回目にクリニックの外来を受診した時に、「早くしろ、時間がない」と騒いだことがありますが、その時は順番を守って待ってもらいました。点滴で症状はおさまり、元気を取り戻しています。「コワモテだが、気の小さな人」とは娘さんの言葉です。

**二ノ坂**　三波さんの家を初めて訪ねた時に受けた強烈な印象は忘れられませんね。

夕闇迫る頃に、町はずれにあるお宅をようやく捜しあてたんですけど、それが、先の尖った槍のような鉄棒がズラッと並んだフェンスで囲まれた城塞のような邸宅で、敷地の裏側には玄界灘の荒波が打ち寄せており、家の横の船溜りにはクルーザーやヨットが繋留してありました。

門に近づくと家から数匹のずんぐりムックリした犬が飛び出してきて吠えるんですよ。そこに現れた三波さんは犬たちを叱りつけて檻の中に追い込み、門を開けて僕たちを迎え入れてくれました。犬はロットワイラーという闘犬とあとから聞いたんですが、三波さんと挨拶を交わしながら、犬が飼い主に似るのか、飼い主が犬に似るのか……などと考えながらお屋敷の中に入りました。横のガレージの中には数台の大排気量のドイツ車と並んで大型バイクが何台か止めてありました。

**後藤**　三波さんのご家族は、団結が強いという印象でした。若い頃から自分の腕一本でやってきた人というのは、とかく他人が信用できないようで、「信用できるのは家族だけ」となりがちのように思います。

病院とも何度か揉めたようですね。

**二ノ坂**　化学療法施行後、腫瘍が縮小し、腫瘍マーカーの値も低下したので「手術してくれ」と言ったら、「そんなことしたら、死ぬ」と言われたそうです。約束が違うし、人をバカにした言い方だったと、奥さんが強く抗議したと聞きました。

**後藤**　患者さんが、病気のステージや、その時の全身状態などを考慮に入れた総合的な判断を理解するのは難しいと思うんですが、いわゆる高度先進医療の専門家の中には、患者さんの理解度や感情に対する配慮が足りない医師を見かけることがあります。医師のそのような姿勢は、家族の目には次々新しい治療法を呈示してきたものの、打つ手がなくなった途端に逃げの姿勢に転じたと映るようですね。

**二ノ坂**　クリニックへの通院が始まって数カ月後には腹水が溜まってきました。奥さんは「心配して声をかけても『ウルサイ』と取り付く島がない。本人はまだ病気が治るかもしれないと思っているようです」と対応に困り、三波さんの在宅ホスピスがストレスとなって睡眠剤を多量に服用するようになりました。

娘さんの悩みも大きかった。「本人は自分の寿命を知らないと最後に後悔するだろう。でも、本当のことを知ったら、母にやさしくできるだろうか。声のかけようがないので、余命を含めて本当のところを話したほうがいいのではないか」、と迷っていました。

そんな二人を見て、僕は、家族を交えた話し合いを何度も提案したんですが、息子さんが「いや、まだ待ってくれ」と反対するんですよ。彼は決して父親に近寄らず、常にベッドから離れていたのが印象的でした。それでいて、「言うことが日によって違う、いいかげんにしろ」と大学病院に怒鳴りこんだこともあったそうで、そういうかたちで父親を心配し、家族を気遣っていたんだと思いますけどね。

**後藤**　三波さんも息子さんも大層迫力のある風貌の持ち主ですからね。あの時の大騒ぎの一因は過剰反応した病院側にもあったようです。モンスター・ペイシェントやクレイマーが生まれる一因は、医療機関の側にもありますよ。でも、実際、三波さんも彼の意向を汲んだ家族も、何度も治療方針に介入してきました。

**ニノ坂**　通院しはじめてすぐに、娘さんから、あばら骨の後ろを痛がっていると病院の主治医に言ったら「がんの痛みなので、モルヒネを使いましょう」と言われたけれど、本人は「モルヒネは絶対だめだ」と言うので困っている、と相談を受けたことがあります。それで、僕が「このモルヒネは医療用麻薬で、正しい知識に基いて使えば大丈夫」と言って処方すると、寝る前に飲んだらよく眠れたと報告がありました。その折に、「抗がん剤はやめて緩和ケアをしたほうが延命効果も高い」と説得しています。

でも、三波さんは、半年後、CTで新たな転移巣が見つかり腫瘍マーカーが上昇すると、三波さんは中止していた抗がん剤の少量内服を病院に強く要望して再開。それも腎臓の働きが悪くなったため一カ月後には減量し、やがて倦怠感が強くなって止めています。

それからは「抗がん剤を止めたから、腰が痛くなった」と言うようになり、亡くなる一カ月前まで、「痩せてきて、お腹が張って腹水が溜まってきた。抗がん剤を止めたから悪くなった。再開したらどうかと病院に検査に行く時に言うつもりだ」などと、最後まで抗がん剤に固執する様子で、「むしろ今のように体が弱ってきた時は、抗がん剤は悪いほうに働く」と説明したんですがねえ。

後藤　三波さんの抗がん剤に対する執着は本当に強かったですねえ。

でも三波さんに対面すると、タフな風貌にもかかわらずどこか小さな少年のように感じて、守ってやりたいという気持ちになるんですよね。三波さんの在宅ホスピスに関わったスタッフはみんな、この親切な老人が好きでした。彼は周りの人を気遣うやさしさがありました。

夕方の往診が終わると、いつも「この時間にはあんた方も低血糖になっとるだろう」と甘いものでもてなし、ねぎらってくれるんですよ。

そんな折、彼の抗がん剤に対する異様な執着心のことに触れたことがあります。すると、八十八夜に摘んだという八女茶を淹れてくれながら、「自分の中にいるなにものかが、生きることを望むんでね」と言うと、ニヤッと笑って、「そろそろ息子に会社を譲ろうか、工場も建て替えようかと思っている。……でも、自分が死ぬと母ちゃんが泣くだろう」と話をそらし、結婚四十周年記念旅行の思い出話をしました。それから妻との馴れ初め、さらに遡って子ども時代の話をしてくれました。

「未熟児で虚弱児だった俺が、長じて獅子身中の虫となったように親父は感じたらしい……。俺は小さい時からひ弱で不器用、しかも無鉄砲で大怪我してばかりだった。母親の心配の種でもあり、生きがいでもあった俺は、怪我をするたびに一層母親の関心を引き、それがまた父親の怒りを買ったんだ。

高校を出る頃には体格は親父を凌いでいたが、タフで要領のいい兄と違って俺はいくら頑張っても父親を満足させることはできなかった。炭鉱主だった父親は羽振りがよく、家でも荒くれを何人も使っており、父親に反抗するなどもっての外だった。それで、早くから家を飛び出して自活し、親父を見返してやろうと死に物狂いで働いてついに自分の会社を持った。……若い頃はさんざん悪いこともしてきたし、生き延びるためには人には言えないようなこともずいぶんやったな。そんな自分をまともな生き方に引き戻してくれたのがこいつだった」。そう言うと奥さんを指しました。

　みんな、彼にはもっと、もっと生きてほしいと思っていました。余命が日単位で数えられるようになってから、私自身もそういう願いを口に出しました。医者も、ときにはそういうことを言ってしまいます。すると彼は諦めの表情を浮かべて、「自分の中に居るなにものかは……しびれるような危険に身をさらすことを常に求める……、それによってしか生きていることを実感できないんでね。……だが、そんなバカなこともできなくなってしまった」と喘ぐように言ったんですよ。

二ノ坂　それで思い出したのですが、三波さんのヨットの優美さは際立っていましたね。いつか、彼にそう言ったことがあります。すると、目を細めて、しばらくクルージングの楽しみを話してくれました。

「自分は荒れた海が好きだ。暴風雨に翻弄されながら、どこまでもひたすら帆走する。船体のあちこちが大きな音を立ててきしむ、悲鳴をあげる。滝のように叩きつける雨と逆巻く波が混じり合って空と海の境がなくなる。俺はこのような瞬間にだけ生きていることを実感する……。山の中をフルスロットルでバイクを走らせる時と一緒だ。何度も、何度も大怪我をした。

　命がけで受ける化学療法もその一つかもしれん。夜中じゅう吐きまくった挙句、ようやく白々とした朝が来て一息ついた時に気づいたんだよ。自分の中で、両親の喧嘩が続いているってことに。つまり、消えてもらいたいという父親の思いと生き延びてほしいという母親の願いの争いがね。両親の気持ちの間に宙吊りにされたまま大人になったから、絶えず極限状態に身を置いて賭けをすることによって自分自身の選択の正しさを確かめねばならなかったんだろうね。生き延びるたびに自分の生きようとする意志を再び感じる事ができたからね」

## 家族以上の強いきずな

岩谷清子さんは、友人の板垣由子さんの息子の洋次郎さんの家で、由子さんの子ども、孫、曾孫の三世代の家族に見守られて静かに息を引き取りました。清子さんと由子さんは女学校時代からの仲良しでしたが、ともに戦争未亡人となり、戦後の苦しい時代も助け合って生き抜いてきました。清子さんは、忙しい由子さんに代わって母親のように由子さんの子どもたちの面倒をみたといいます。清子さんはその後再婚しましたが、五十歳の頃に離婚して一人暮らしをするようになってからは由子さんの孫、曾孫の世話もしています。

清子さんは、由子さんの紹介で当クリニックに通院して高血圧の治療を受けていましたが、当の由子さんは心筋梗塞で先に逝ってしまいました。

**二ノ坂**　清子さんは、九十歳になってからクリニックの近くの公団住宅に移って来た方で、多発性神経炎のために歩行困難になったので往診することにしました。僕が初めて往診した時、部屋の中はきちんと片付いており、調度や着ているものにも気遣いが見られました。

　身体の状態は安定してきて、身の周りのことは自分でできていたので、月一回の往診で診ていたのですが、半年後のある日、突然めまい、吐気が出てきて立ち上がれなくなったので、近くの総合病院に救急搬送しています。ＭＲＩ検査で脳幹梗塞が確認できましたが、「ラクナ梗塞」と言われるような小さいもので後遺症は出ていません。問題は、胸のレントゲン写真で偶然に肺に見つかった直径五センチの腫瘤です。これはＣＴで縦隔に進展した肺がんという診断がつきました。年齢も考慮して保存的治療ということになって、退院してからは由子さんの息子の洋次郎さんの家で暮らすようになりました。

　その後、食欲も回復して、にぎやかな正月を楽しまれたようです。二月の初めには、洋次郎さん夫婦と一緒にクリニックで開いたアイルランド音楽のコンサートにも来ています。

　それから間もなく、清子さんの実の息子夫婦がお見舞いに来られたことがあったようですが、帰った後に、「息子のところに行くのは難しいだろうね」と洩らしていたそうです。

**後藤**　息子さんのことでは、満州で夫を失い、自分一人で内地に連れ帰った息子に十分な愛情を注げなかったという思いをひきずっていたようですね。生活のために幼い息子を両親に育ててもらうしかなかったことに、常に負い目を感じていたのではないでしょうか。
　「昔のことは忘れました。今の私を見てください」と何かの折に言われたことがありましたが、終戦前後の苦労は大変なものだったようです。

**二ノ坂**　しだいに喘鳴、血痰が出るようになって在宅酸素を導入しましたが、洋次郎さんの妻の明子さんは

「自分を信頼し甘えてくれるので、最期まで自宅で過してもらいたいと思います」と言われ、以後キーパーソンとなってもらいました。「義母も祖父母も皆ここで亡くなっているので、娘たちも孫もそれを当たり前のように受けとっているんですよ」と家族の一致した意思もあるようでした。

実際、清子さんが廊下で転倒して、折れた歯が唇を貫通して救急病院に搬送されるはめになった時にも、お腹の大きかった娘さんが血だらけの清子さんに付き添って、「バァバ、痛いね、痛いね」と声をかけて励まし続けたそうです。

**後藤**　でも、すべてが順調だったわけではなく、清子さんの衰弱が進んで介護負担が増えた時に、明子さんは仕事が休めなかっただけでなく、娘さん二人が妊娠中だったので、入院してもらおうかと迷ったこともあったそうです。でも洋次郎さんが、「家で最期まで看ると決めたからには家で看なきゃ」といって率先して世話してくれたので、「私も腹をくくりました」と言われました。

私が往診した時も、隣のダイニング・キッチンで曾孫たちが歌い、焼肉の匂いが漂い、男たちがビールの缶を開けて談笑するのを耳にしながら、ベッドの清子さんは頬笑んでいました。

**二ノ坂**　いいですねえ。最後の日にも、身体をきれいにしたいという清子さんを、家族は迷いながらも訪問入浴サービスに依頼して入浴させています。清子さんは本当に心地よさげにしていたそうです。その三時間後に呼吸が浅くなって死亡しています。

**後藤**　戦争のせいで身寄りを失った清子さんが、女学校時代の親友の子、孫、曾孫に見守られて穏やかな最期を迎えた。今、清子さんのように家族以外の人に見守られながら最期を迎える人が増えているようですね。少子高齢化という社会の構造と家族構成の急激な変化によって、こうしたことが不自然でなくなってきているようです。

米沢慧さんが当クリニックで開いているバイオエシックスセミナー[***]で、「身寄りになる」ということについて語っておられます。身寄りという言葉は、単に親子や家族、血縁を指すものではなく、人が老いて五官が崩れていくとき、その〝寄る辺のなさ〟を受けとめる、つまり、命の受けとめ手を身寄りという、とそういうお話だったと思います。

清子さんと洋次郎さんご家族の関係を、示唆しているように思えます。

**二ノ坂**　話していて、つい先日、ある老人ホームで見た、とても平和で暖かい臨終の光景を思い出しました。そこでは親しくしていた数人の入居者が臨死の人を囲んで、お茶を飲んだりおしゃべりをしたりしながら見送るのが慣例になっているんですが、「次は私の番ね」とつぶやいた認知症の進んだ女性に、付き添っていたお嫁さんが、「皆さんで見送ってくださるので淋しくはありませんね」と応じていました。

自然で、暖かな看取りの風景でした。

＊＊＊『いのちを受けとめるかたち―身寄りになること（いのちを考えるいのちから考えるセミナー〈1〉』木星舎　二〇一五年

在宅ホスピスの風景－6

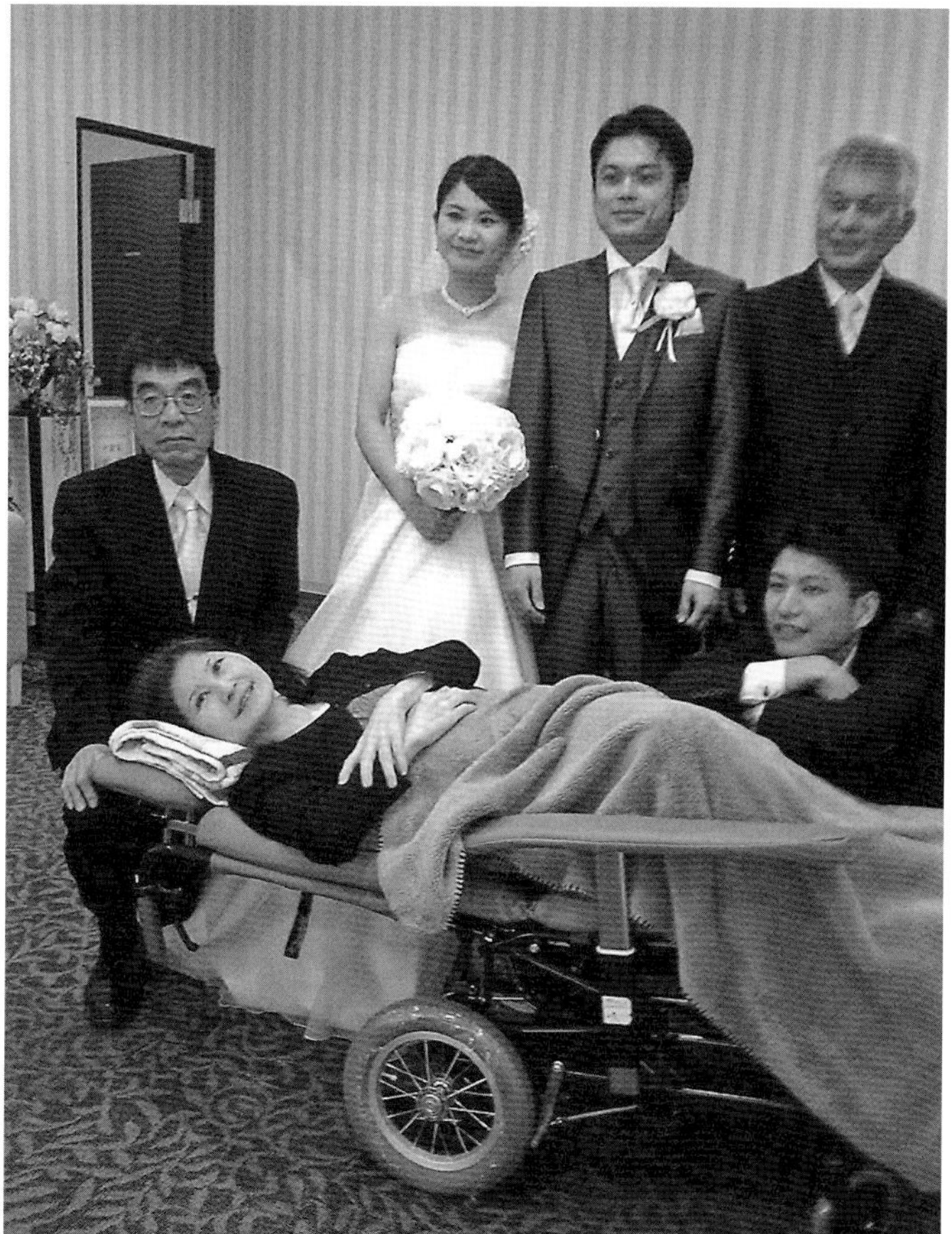

## 「私たちはみんな、見かけ以上の者なんですね」

有田輝夫さん（六十九歳）は、当院に来られるまでの十年間に二回の腹部手術に加え、脳転移に対し二回のガンマナイフ治療、骨転移に対する三回の放射線治療を受けていました。在宅に移行してからも化学療法を完全に終了することを躊躇して、通院でしばらく継続しています。

当院は有田さんのきょうだい二人と親御さんを看取っています。有田さんも二ノ坂医師の活動についての新聞の連載記事も読んでいて、在宅療養に関するかなりの知識を持っておられたようです。

**二ノ坂**　有田さんにはごきょうだいを往診した時に、一、二度お会いしたことがあったんですが、その方が亡くなる前の日にクリニックに来て、「自分も大腸がんの手術を受けたが再発し、肝臓に転移している。いずれはお世話になりたい」と言われました。

彼の義兄が寿司屋を経営していたので、有田さんは中学を卒業するとすぐにその店に弟子入りして、三十代で独立して自分の店を持っています。若くして持った店が繁盛していたことは彼の誇りだったようです。店の経営に目配りするだけでなく、親戚や町内にもめごとがあると率先して出かけていって解決していました。家計の管理から子どもの教育まで有田さんがしていたようです。そんな有田さんは几帳面で努力の人である反面、他人を見る目も厳しかったようです。

**後藤**　ああ、それで。彼は診断が付いた時から、奥さんが自分の病気に対処することができるだろうかということを心配していましたね。彼は奥さんのことを引っ込み思案で恥ずかしがり屋、頼りないと思っていて、彼女が一人で子どもたちを育て、彼の商売を続けていけるとは思えなかったようです。

**二ノ坂**　そのようですね。実際、在宅が始まった時、奥さんは要領が悪くて、一所懸命だけどピントがずれているように見えました。僕たちも介護力が弱いのではないかと心配したくらいですよ。でも、この頼りなさそうな奥さんは、文句ばかり言う夫に淡々と接し、しっかりと看ているということがだんだん見えてきました。

僕たちが関わるようになった時は、輝夫さんが発病した時に中学生だった二人の息子さんたちも、成人していました。長男はこの商売には向いていないからと会社勤めをしていましたが、次男は輝夫さんがひと通り寿司職人としての基礎を叩きこんでから、海外に店を出している友人の下で修業させていました。

**後藤**　私が初めて会った時、彼女はたしかにおっとりした感じの奥さんでした。ですが、有田さんがつらい化学療法に耐えている時、もはや打つ手がなくなった時、自分流のやり方で身辺整理をして死んでしまった時、彼女はそれぞれの段階で目覚ましい活躍をしています。

有田さんがもはや回復の見込みがないと見極めた段階で次男を帰国させ、父親の秘伝の技を学ばせて店を継がせています。そしていよいよ彼が衰弱してくると、独立して家を出ていた子どもたちを家に呼び寄せ、入浴介助など介護の手伝いをさせている。彼女の判断力、行動力は本当に素晴らしかった。有田さんが亡くなる時までに彼女は一人で商売を切り盛りするようになり、亡くなった後は、会社員をしていた息子も呼び寄せて商売を拡張するまでになっている。

ニノ坂　「人間は死ぬ時がだいじ」とは、元気な頃からの輝夫さんの口癖だったそうですが、亡くなる半年前に家族、親戚を集め、遺産相続など亡くなってからのことを話しています。その時、「やりたいことはやってきた。思い残すことはない。自分の幸福度の総合点は高い」と言われたそうです。

後藤　有田さん夫婦を見ていると、夫がやり手で世間的に成功している時は、妻はその陰でふつうの奥さんをつとめている。でも、その夫や大切なものを失う時になると、本来持っていた力を発揮する。そんなことを教えられました。

「私たちはみんな、見かけ以上の者なんですね」と、長男さんが母親のことを言っていたのが印象的でした。

# 最期のときに向き合う勇気、そして希望

## 「育てられた」

梅田由子さん（六十九歳）の闘病生活は一九九〇年、Ｃ型慢性肝炎を指摘された時に始まっていますが、当クリニックには開業の年より来院しています。そして十七年間ずっと来てくれました。これだけつき合いの長い患者さんはそんなにいません。

梅田さんは誰とでもすぐに心を通わせることのできる魅力的な人でしたが、なかでも看護学校を卒業してすぐに当院に就職した看護師は「育てられた」という気持ちを強く持っています。どうしても注射針が入らず、ベソかいた看護師が「代わってもらいます」と言っても、「ダメ、あなたにやってほしいの！」と言い張って、自分が練習台になって覚えさせたこともあったそうです。

肝不全、腎不全を起こしかねないギリギリの状態で生きながら、勇み肌の口調とは裏腹の温かい心根を持ち続けた梅田さんを失って、「自分のグリーフケアが要る」と言う看護師もいるほどです。

二ノ坂　僕はいつも言ってますが、グリーフケアはしっかりその人の生きざま、死にざまを見ていれば、で

きるものだと思います。患者さんには病気になる前の長い歴史がありますが、僕たちが知ることができるのはそのほんの一部だけです。

**後藤**　梅田さんはじわじわと肝硬変が進み、ついに肝臓がんが発生するに至っています。外科手術、ラジオ波照射、塞栓術などで叩いても、叩いても次から次へと再発してくる、得体の知れない病気に取りつかれた自分の人生を呪いたくなった時もあったでしょうに、彼女に接していると何か安らぎが感じられた。彼女は明るかった……。

**ニノ坂**　国立病院からの紹介状を持ってクリニックに来られて、すぐに胃の内視鏡検査をしてみて驚きました。食道に静脈瘤が累々と見えた。「マズイな、糖尿病もひどいし」と思ったのですが、奇跡的に長く生きてくれました。外来診療八〇〇回、訪問診療六回を行い、必要な時には国立病院で検査、入院治療というパターンでした。

**後藤**　肝硬変の人は食後血糖値が急上昇するのでインシュリンが必要になるケースが多いんですが、それでも、うなぎを食べに行ったり、病院で知り合った患者さんの家に遊びに行って甘い物を食べたり。その挙句、何度も肝性脳症を起こして入院しています。

亡くなる五年前の春は顔色も良好で、表情もスッキリしていました。それでも「自分が元気でワイワイ言ってないと家族も静か。猫までしゅんとなる」とか「気合いで生きてますからね」などと、自分を励ましながら生きている様子が言葉の端々に現れていました。

**ニノ坂**　四年前の春には、国立病院でエコー検査の結果、肝臓がんの再発増大を指摘されました。肝庇護療法を週二回行い、血中アンモニア値のコントロールも良好で体調も良好。さらに大きくなった肝臓がんに対して、肝動脈の抗がん剤併用塞栓術を勧められています。その時の梅田さんは、「大好きな入院になるかもしれない」と言っていました。

結局、連休明けにその塞栓術を受けたところ、術後に肝機能障害がひどくなり腎不全も併発、顔がパンパンに腫れています。点滴で保存的に治療して改善したものの、病院の主治医は「生きた心地がしなかった」と言って青い顔をしていたそうです。しかし、本人の表情は明るく「低空飛行が墜落したけどまた飛び上がった」と意気軒昂で、「何度、生き返ったことか。あと二年で七十歳」とか「病院ではウルトラマンと呼ばれました」などと明るくタフなおばさんぶりを発揮していました。

そんな彼女は亡くなる二年前のある朝、トイレで倒れているところを家族に見つけられています。意識はあったものの、トイレに行ったのも朝食を摂ったのも覚えていませんでした。その後、しばしば肝性脳症を起こし、自分の名前を言うべきところを娘の名前を言ったり、自宅を問われて、以前に住んでいたところの住所を言ったりしています。

**後藤**　この頃、クリニックに来た時には躁状態と言えるほどの元気な梅田さんが、自宅では夫が心配するほど静かで、物思いに耽ることが多くなっていたそうです。

**二ノ坂**　亡くなる一年前に国立病院に行った時、主治医から「肝臓がんでは肝機能に異常がなくても十年以上生きる人は一割もいないのに、あなたは十年以上生きている。これからも大事にしてください」と言われたと、怪訝な顔をしてクリニックの看護師に「これってどういうことかな？」と尋ねていました。

実は国立病院からの手紙には、「再発肝細胞がんは増大しているが、現在の肝機能と腎機能から見て、抗がん剤併用塞栓術は難しい。元気な人ですが、治療不能と伝えると落ち込む可能性があるため、肝門部に大きな再発はなく一センチ前後の小さな再発がいくつか見られるのみと伝えてあります」と書かれていたんです。

**後藤**　亡くなった年の春の初めには、肝細胞がん再発増大のため黄疸が増強しています。肝庇護でなんとか対処していましたが、アルブミン補給の注射のため頻繁に国立病院を受診しなければならなくなっています。持ち帰った情報提供書には「胆管系の閉塞を示唆する検査値が徐々に上昇しており、肝臓がんが増大したことから来る肝細胞不足とも相まって生じた肝不全の状態。予後は二カ月と考えます」とありました。

**二ノ坂**　亡くなる一カ月前のある日、黄疸の増強、肝腎症候群による腎障害の進行もあり夜になって意識障害を来たし、病院へ救急搬送となりました。この時は補液で意識レベルは改善して帰宅しています。

亡くなる一週間前には顔面や眼球の黄染があり、腹水が増えてお腹の膨らみが増しており、「昨日は気力がなく、もういいや、と思った。今日は少しいい」と言っていました。それでも、大きくて飲みにくい抗生物質のカプセルを、それをくれた病院の太った医師にたとえて冗談を言う元気を残していました。

亡くなる前日には痙攣発作があり、呼吸停止も生じましたが数分後に回復しています。

目を少し開けると、まわらぬ舌で「先生の言っていることの意味がようやくわかった。きついのと、痛いのとの違いが」と言って、僕が部屋を出る時、あらたまった感じで「ありがとう」と挨拶されました。

この日、家族に、余命が日にち単位であることを告げました。

**後藤**　梅田さんの最期を知らせた情報提供書に対し、国立病院の主治医は、「梅田さんにはもっと長生きしてほしかったです」と返事をしてくれました。この医師に限らず、こんなふうに、何人もの医師や看護師が「育てられた」、「もっと長生きしてほしかった」などと、自分の気持ちをあらわにすることは稀なことと思います。梅田さんは、誰とでもすぐに心を通わせることのできる人でしたが、永年接している人は、それ以上のものを感じたようですね。

自由に生きているようでありながら、梅田さんの病院やクリニックでの若い医師や看護師とのつき合い方を見ていると、患者として生きるとはどういうことか、医療を信頼するとはどういうことかということを身をもって示してくれていたように思えます。

肝細胞不足は、しばしば肝性脳症を起こすほどでした。その上、腎機能は腎不全の一歩手前でありながら、彼女の行動には揺らぎがありませんでしたね。自分のことを思い患うことなく、一貫して若いスタッフを信頼して身を委ねていました。彼らは患者が「委ねる」ということについて、悟るところがあったのではないでしょうか。

在宅ホスピスの風景ー7

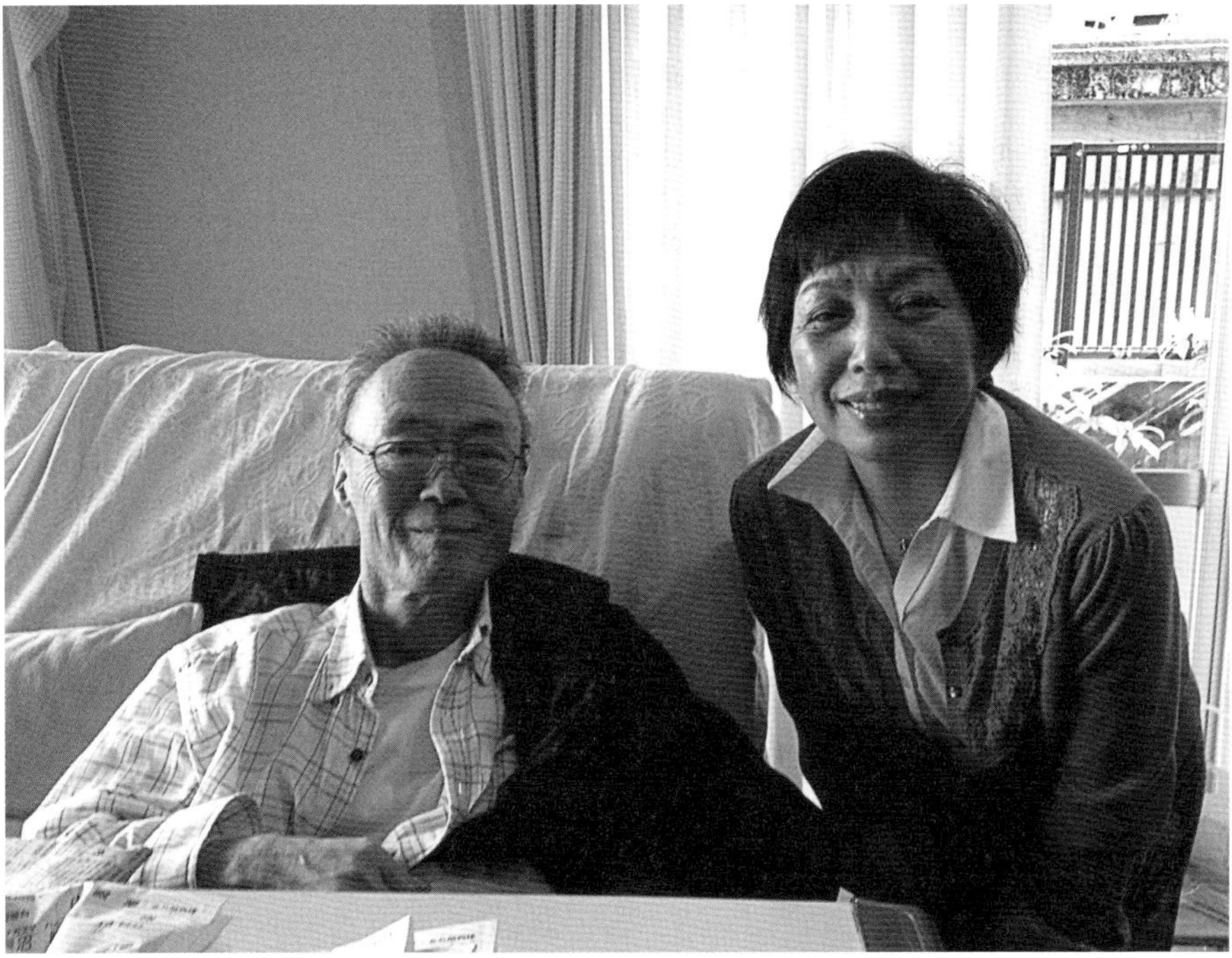

## トワイライト・エクスプレス

三田桂子さん（六十五歳）はクリニックの近くで食堂を営む傍ら、大学病院へ弁当を作って届けていました。三田さんの作る弁当は美味しいと医師や看護師に大人気で、毎日三〇〇個以上の注文を受けていたそうです。数年前に胆管がんの診断を下され治療を受けていましたが、肝・肺への転移がわかってから店を閉じました。

在宅療養を望んでクリニックに来ましたが、その時に、ご両親の最期をホスピス病棟に預けたことを後悔した様子で、「家に受け入れる自信がなかったため、時期を失してしまいました。二人とも在宅療養を希望したのに帰れないまま亡くなってしまって……どういう思いだったのでしょうか」と泣きながらそう話していました。

三田さんは病気が進んで痩せが目立つ状態になってからも、「小さなたね」の食堂でボランティア活動を続けました。「地域生活ケアセンター　小さなたね」は当院の附属施設で、病気や障がいが重い子どもたちを預かり、親が休息をとれるよう支援しています。三田さんは、「小さなたね」を利用しているお母さんたちを指揮してランチを作っていました。お陰で、たね食堂は味が良いと評判で、近所の人たちが次々に昼食を食べに立ち寄るだけでなく、クリニックでも「今日は三田さんのコロッケよ」とか「三田さんのカレーよ」などと誰かが言うと、職員が歓声を上げるほどの人気でした。

二ノ坂　三田さんの左の手足は、ゴールデンウィークの頃から徐々に麻痺してきたんです。それで、近くの脳外科医院を受診しＭＲＩ検査を受けたところ、右前頭葉に直径三センチの転移が見つかっています。すぐさまガンマナイフ治療を受けると、クリニックに来て「トワイライト・エクスプレスはキャンセルしようと思います」と言い、「出発の予定日には動けなくなっていると思う……。娘たちからは、普通じゃ絶対に手に入らない切符だから、急いでキャンセルしなくてもと言われたんだけど。……皮肉だよね。私、予測したことがぜんぶ当たるのよ。ガンマナイフの巨大なお釜の中に頭を突っ込んで治療を受けながら思ってた、こんな治療で治ると思っちゃいけないって。実はこの家を建てる時にも将来動けなくなるかもと思ってバリアフリーにし、人の助けを得やすいよう台所も広くスペースを取ったんです。それがこの病気で、本当になったんだから」と例の活発な調子で話していました。

それでも、左片麻痺は改善し、五月末にはスカートをひるがえして颯爽とクリニックに現れ、みんなを喜ばせてくれました。痩せは目立つものの表情は明るく、いつものように会話もはずみました。

梅雨入りした頃、故郷の秋田を経て角館に行き、姪の結婚式に出席しています。クリニックでは旅先で診てくれる医療機関を確保し、予め病状や旅程をファックスで知らせておきましたが、四日間の旅から帰って来るとクリニックを訪れ、「時々、お腹の上のほうが痛かったり吐気がしたりして食事も摂れないことが多く疲れたけど、天気にも恵まれて楽しかった。親戚にも病気の話をして別れの挨拶をしてきたの。やるべきことはやった！」と満足の表情で報告してくれました。角館では捜していた祖先の家がわかったので、訪ねてきたそうです。

その数日後に外来受診した時には、「子どもたちや夫と一晩語り明かしてわかり合えました。それで気持ちがスーッとしてよく眠れるようになった」とうれしそうに話してくれました。その時、家族に最後の願いを伝えたそうです。

「一カ月後にトワイライト・エクスプレスで北海道旅行をしたい。先日、旅行ができたことで自信がつきました。今回が最後、やりたかったことはこれで全部叶うの。執念だよね」と言っていたのですが、数日後、「昨日から手足の動きが少し悪い」と梅雨明け間近の豪雨をついてクリニックを受診していきます。神経学的には変わりがなかったので、クリニックでは札幌のクリニックへ連絡し、ホテルへの往診を手配しました。三田さんは、札幌駅では夫がトワイライト・エクスプレスを迎えてくれるなどと、相変わらずの早口で活発にしゃべりました。

六月末の早朝に左手からはじまる焦点性痙攣が出現したということで往診しています。その時は、「こんなことは初めてで……。朝が待ち遠しかった。夜が明けてからは気持ちも落ち着いて、朝食もしっかり摂れました。左手で茶碗も持てました。あと一カ月、時間が欲しい」と言って唇をかみしめていました。

**後藤**　七月初めの朝、片足を引きずりながらせかせかとクリニックに入って来た三田さんは、「エクスプレスは楽しみにしていたけど、キャンセルしました」と宣言しました。「痙攣発作が起きたことで、自分のことしか考えてなかったことに気が付いたんです。それから家の事や身の回りの整理をしっかりやろうと決めた」と。そして「痙攣が始まった時、猫がみんなさーっと逃げちゃって。だから、もう私だめなのかなって思った。怖かった。脳への転移から来ているってことはなんとなくわかっていたけどね……」とうつむき加減に話してくれました。

その後、七月上旬でしたか、来院した時には「旅行を止めた代わりに、大勢の友人が見舞いに来てくれてうれしかった。それでも疲れた！　体調を整えたい」と点滴を希望しています。

**二ノ坂**　その三日後でしたね、娘さんから連絡があったのは。

「この三日間、全く食べなくなりました。トイレなどで動くと身体じゅうを痛がります」と、急激な変化を聞いて、すぐに往診に向かいました。三田さんは傾眠状態で、心窩《しんか》部を触るとひどく痛がりました。娘さんは「点滴で水分、栄養を」と言われましたが、この状態では点滴のデメリットが大きいということを説明して、今はモルヒネによる疼痛コントロールが必要であると説得しました。

翌日に往診すると、「疲れた。もういい、十分頑張ったから……。限界です」、「楽にして」とかすれ声で言い、薬や点滴を拒否しました。それで、痛みときつさをとるためにと言って鎮痛剤の坐薬と点滴を勧めたところ、しぶしぶ同意してくれました。

その翌日の午後から昏睡状態に陥り、真夜中に呼吸が少し荒くなって早朝に呼吸停止しました。その日は、トワイライト・エクスプレスの旅に出掛ける予定の日でした。

## コンドルは飛んで行く

ある日突然進行した胃がんの診断を下されたものの、自分の不運を嘆くことなく、最期まで誰かの役に立ちたいという旺盛な意欲をもって生き抜いた大田とめさん（六十五歳）の印象は、今もみんなの胸に鮮やかです。

それまでも、大田さんはリウマチの薬をもらいに来院していましたが、彼女はボランティア活動などが主な目的だったようでした。ただ、我の強い人、訴えの多い人という印象だったため、初めはスタッフからも必ずしも好感をもたれてはいませんでした。

しかし、そんな彼女がある時、オカリナの素晴らしい演奏に感動し、自分も吹いてみたいと、熱心に練習を始めました。リウマチで指が変形し装具を付けているため穴の一つを塞げなかったので、セロテープを貼って穴を塞ぐなどして練習に励んでいました。そして、町内会などで機会があるたびに積極的に演奏を買って出るようになった頃から、徐々に変わっていきました。

その頃からよく胃の痛みが出ていたようですが、大田さんはリウマチの痛み止めとして飲んでいた鎮痛剤のせいと思っていたようです。しかし痛みが続くうえ、痩せてきたので検査を受ける気になりました。

**二ノ坂**　内視鏡で彼女の胃の中を覗いた時は、思わず息を飲んでしまいましたよ。そこには、進行した胃がんが広がっていました。すぐに、手術のために近くの総合病院に入院してもらいました。遠隔転移なしということだったけど、栄養状態が悪くて根治手術ができなかったので、腸瘻を造り経管栄養を開始して退院しました。

大田さんは十年前にがん末期の義理のお母さんを自宅で看取った経験があったので、躊躇なく在宅を選んでいます。お母さんの時も私たちのチームで支え、その時は彼女が介護の中心でした。だから、自分ががん末期とわかった時、大田さんは「先生にお願いします。最期まで在宅で過ごしたい！」と言ったのだと思います。

それまで夫とは決して上手くいってなかったようですが、それからの彼女は夫と一緒に釣りに行ったり、郊外にドライブしたり、きょうだいや親戚と温泉に行ったりするのを楽しむようになりました。夜中に腸ろうが抜けたり、接続部が折れたり、固定の縫合糸が外れたりといったトラブルがあるたびにパニックをおこしていましたが、そのつどクリニックで対応していました。

亡くなる二年前に腫瘍マーカーが徐々に上昇してくると、予後について真剣な表情で、「先生、いつまで生きられるの？　やっておきたいことがたくさんある。自分で調べた範囲では五年くらいと書いてあったけど、……私は七年に延ばしたい」と言っていました。

亡くなる前の年の春に往診すると、春のバザーの時に僕と「コンドルは飛んで行く」を演奏したいと、一心にオカリナの練習に励んでいて、「いたって健康です」、「今が、一番幸せです」と言う通り、心持ちふっくらしてきて、生き生きしていました。経口はおかゆを茶碗半分、海苔の佃煮、卵焼き、魚、豆腐など一日一食あまり。それに半消化態の経腸栄養剤一二〇〇ミリを注入していました。「腸瘻のところが痛いけど、薬を飲むと落ち着きます」と言って、オピオイド製剤を一日平均四回飲んでいました。

**後藤**　彼女は担当者会議にも参加していましたね。そんな時はいつも、ヘルパーの手を借りて大根の煮物や混ぜご飯などを作って出席者にふるまってくれました。この頃でしたね、NHKのテレビに何回か出たのは。彼女の日常生活が取り上げられた「がんと共に生きる」という番組に出演したり、がんフォーラムに参加したりして積極的に活動していましたね。

**ニノ坂**　胃がんの発見から一年近く経っていたんだけど、進行が極めて遅いようでした。

でも、病気が進むにつれてしばしば気管支炎、喘息を発症して苦しむようになりましたが、自分の闘病生活の間に変わってきた夫のことを、「私が『もう経腸栄養剤は入れたくない』と言うとお父さんがゆで卵を作ってくれた。いろいろ冗談も言うようになって、そんな人ではなかったのに……。そうやって自分に気合を入れているのでしょう」とうれしそうに話していました。

**後藤**　この頃、病院で調べたら腫瘍マーカーが倍くらいに上昇しており、胃のファイバー検査を受けたりする一方、隣県の漁港に行って海鮮丼を食べてきたり、近くの土手でつくしを摘んだり、山にタケノコ採りに行ったりして、活動的に過ごしているようでしたね。

**ニノ坂**　亡くなる前の年の春には、「昨日、総合病院で胃カメラをしました。がんはよくはなっていなかったけど、大きくもなっていなかったし、潰瘍はよくなっていました」と、やや楽観的なムードで報告していました。胃の内視鏡所見には、進行胃がん、体下部拡張不良型（びまん性浸潤型）とありました。

**後藤**　その頃ですね、ゴールデンウィークに私が往診に行くと、「負けないぞ！　魚釣りに行くぞ！」と書いた紙が壁に貼ってありましてね、「端午の節句の日が魚釣りの日、行きたい！」と言って気持ちを高めているようでした。そして、次の週に往診した時には、目標を達成したと真っ黒に日焼けした顔で笑っていました。大きなチヌを釣った彼女は、夫に初めての刺身作りまで体験させたそうですよ。

**二ノ坂**　元気でしたね。梅雨入りした頃、僕が担当している大学の授業に一緒に出て話をしてくれたんですよ。そして、講義の終わりには一緒にオカリナで「コンドルは飛んで行く」を吹きました。

「講義の中で、先生が私の病気がスキルス性の胃がんで、寿命は一年くらいと言うのを聞いて、それを越えたのだと知って何かスッキリした気分になりました。今までその点がモヤモヤしていたんです」と言っていました。

夏の初めに見たベッドサイドの七夕の短冊には「誰かのお役に立つなら、いつも笑顔で生きていよう」とありました。

**後藤**　秋が深まった頃だったか、夕暮れに往診すると、ひとり物思いに耽っていましたが、朝からオカリナの練習をしていたんだそうです。譜面台から顔を上げて、「じーっとしていると憂うつになるので、わざと忙しくしています」と言うと、それからひとしきり、夫にせがんで連れて行ってもらった小アジ釣りや県境の峠への彼岸花見物の話をしてくれました。

冬の初めの往診では、「最近はいろんなことに対する不平不満がなくなり幸せです。お迎えが近いのかなと思ったりします」と笑みを浮かべていました。

**二ノ坂**　年末から「嘔吐が続いたり、転倒したりするために不安が募っています」との訪問看護ステーションからの連絡を受けて僕が往診しました。診察が終わってオカリナ演奏の準備を始めると、ようやく表情がほぐれてきて、看護師に腸瘻の被いを交換してもらいながら、『コンドルは飛んで行く』や『ローズ』など僕が演奏するのを聴いてくれたけど、あの時は少し泣いていたのかな。

症状に関しては「少しずつ病気が進んでいるってことです」と説明し、「一緒に頑張っていきましょう」と励ますと笑顔を見せてくれました。

**後藤**　それでも春になると、つくしやワラビを採りに郊外に出て、料理したものをクリニックに届けてくれましたよね。この頃からボランティアのオカリナグループが自宅を訪れて一緒に練習してくれるようになったのをとても喜んでいました。先生は彼女の女優風に撮った写真を見たことありますか。

枕元に飾っていましたけど、あれは遺族の会・あゆみネットにボランティアとして来ているプロのカメラマンに撮ってもらったもので、「今の自分を残しておきたくて、お願いして撮ってもらったの」とうれしそうに話していました。

夏の暑い盛りに、お姉さんの助けを借りてボランティア仲間とクリニックのスタッフを自宅に招いて夕涼み会を開き、自分で準備した素麺とちらし寿司をみんなにふるまってくれました。

「まさか、こんなことができるとは思いませんでした。三度目の夏を迎えられるとは思っていなかったから」とすっかり痩せ細った顔に満面の笑みを浮かべて言いました。

二ノ坂　この頃から、オピオイド内服が効いている時間が短くなり、昼間、一人でいることに不安を覚えるようになっています。ご主人を交えて、彼女の不安を僕から話して、「これからは、ご主人の役割も重要になってきますね」と言ったのですが、ご主人は、定年退職後に勤めたばかりの会社に無理も言えず、時間調整が難しいと苦渋の表情でした。

大田さんはそれを聞きながら、「家で過ごすには一人で居る覚悟が必要だと思っています。七十歳まで、あと四年半は生きたいけど、今年の夏バテは厳しくて限界を感じています」と言って、「今の状態は先生の目から見てどう？」と予後予測を求められました。僕は正直に、「そう、半年……、早くて三カ月かな。でも、こればかりはわからないからね。大田さんは、そう言われながらも今があるしね」と答えました。そして、話し合いの結果をケアマネに伝え、今後、訪問看護師、ヘルパー、ボランティアなどで生活を支援していく方針としました。

この頃はもうギリギリでしたが、それでも、大田さんは二週間先の五箇山オカリナコンサート出席を目標に据えていました。そして、本人の強い希望で、佐賀県境の五箇山まで一時間のドライブに耐えてオカリナのコンサートに出席しました。それが亡くなる四日前でした。

プログラムが進んで、大田さんのリクエストに応えて「コンドルは飛んで行く」の演奏が始まると、彼女は涙を流して、しまいには車椅子から立ち上がってハンカチを振るほどの喜びようでした。

数日後、アイルランド音楽のエキスパート守安功さん夫妻が大田さんの自宅を訪れ、彼女の部屋で一時間ほどコンサートが開かれました。毎年、彼らの演奏会をクリニックで開くのですが、ちょうど来福の機会があった彼らに頼むと、快く引き受けてくださったんですよ。

大田さんは時々目を開けたり、頷いたりしながら聞き入って、発語はありませんでしたが、頷いてこちらの声掛けに反応していました。そして最後の曲「コンドルは飛んで行く」の演奏が始まると彼女の目から一筋の涙が流れ出ました。その数時間後から意識レベルが低下し始めましたが、ずっと周りの会話を聞いている様子で、真夜中に静かに息をひきとりました。

**後藤**　大田さんの自宅に往診すると、彼女はいつも、つくしやワラビを採りに行って煮付けたり、銀杏を拾いに行って皮むきをしたり、糀《こうじ》を買いに行って甘酒を造ったりと年中行事として季節を楽しんでいる様子でした。さまざまな自然の恵みでみんなをもてなしてくれましたよね。

大田さんは、四季の恵みを楽しむひと昔前の日本人の生き方をずいぶん若い頃から身につけていたようですが、そこに回帰して大きな安らぎを覚えていたのではないでしょうか。

在宅ホスピスの風景ー8

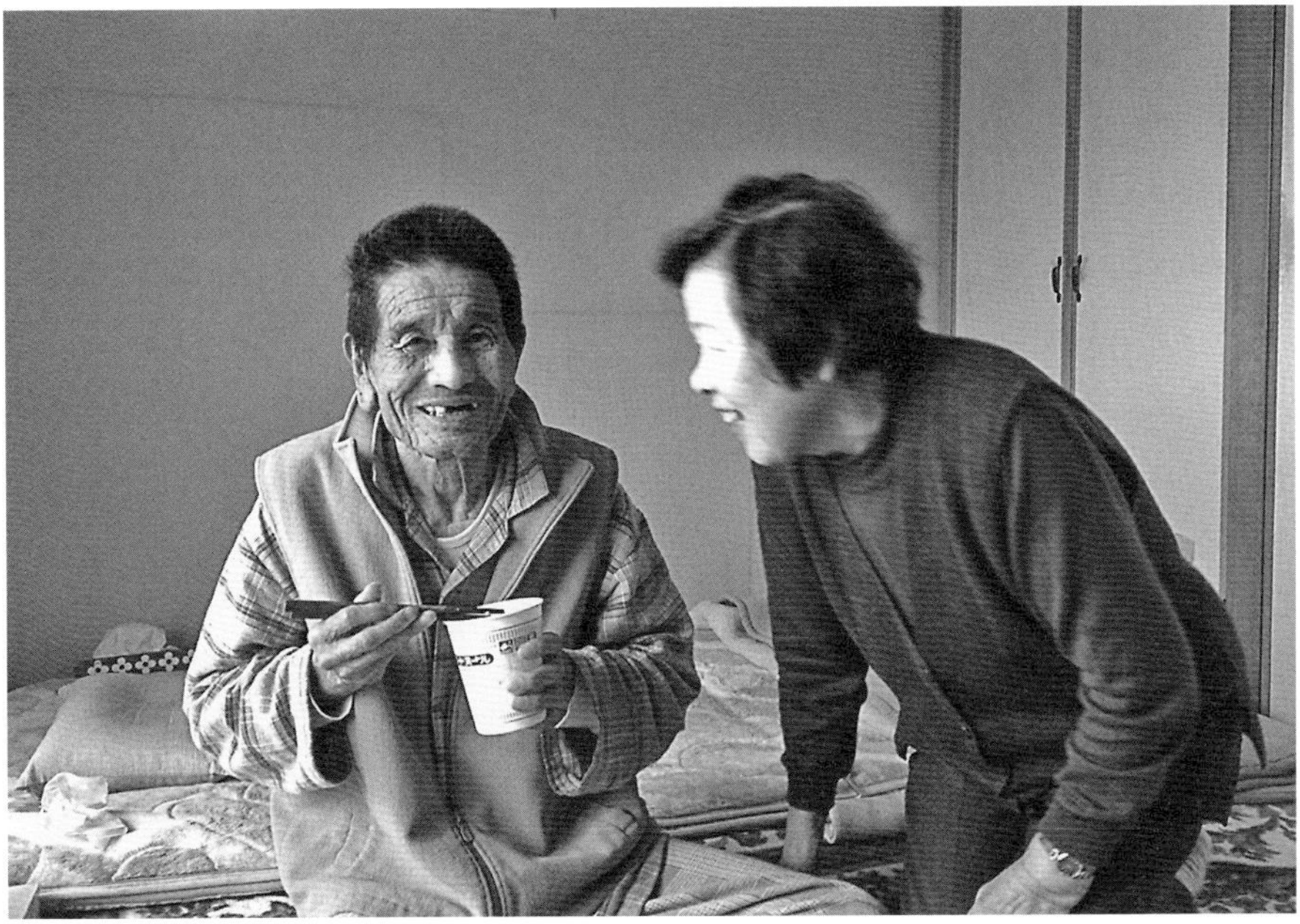

# 高齢者の死、ギフト

良い最期を迎えるためには四つの条件があります。これは超高齢者においてより重要なことです。

1．悔いのない介護
2．穏やかな最期
3．納得のいく生き方
4．家族や周囲の人々との良い関係

このうち1と2は、訪問診療や看護などでお手伝いできます。残りの二つが達成できるかどうかは、その人の生き方や周りの人との関係で決まるのですが、これらについて私たちが知ることは難しい。それでも、その人の生き方や対人関係については、私たち医師はもちろん終末期の医療やケアに携わる者は、五感を研ぎ澄ませて、その人や家族と関わりたいものです。なぜなら、それがこの四つの条件を実現するために役立つと考えるからです。

## 誰も知らない戦争体験

「ヤミ船を雇って玄界灘を渡って引き揚げて来ました」

「ホクセンってなんですか?」

島本秀子さん（九十二歳）の家を離れ、今しがた聞いたばかりの凄まじい引き揚げ体験談の余韻に浸りながら次の往診先に向かって車を走らせていると、助手席に乗っている中年の看護師がポツリと言いました。

「エッ、知らないの? 北朝鮮のことだよ」と答えてから、「ホクセン」という言葉はすでに死語になっているのかと思いました。どのような文脈でこの言葉が使われたか、思い返してみました。

島本さんのお宅を初めて訪れたのは、八月末のうだるような暑さの昼下がりでした。目が部屋の薄暗さに慣れ、部屋のベッドにひっそりと身を横たえている島本さんの姿をとらえるのに数分かかりました。骨粗鬆症がひどく歩くのが容易でないという島本さんが寝ているベッドの足下には、大きな身体を縮めるようにして息子さんが座って、団扇《うちわ》で母親に風を送り続けていました。すだれのかかった窓から入ってくるかすかな風が時おり風鈴を鳴らしています。

診察が終わって、「敗戦の前後からずいぶん、ご苦労なさったようにお聞きしましたが……」という私の一言に島本さんは七十年前の夏の日のことをポツリポツリと語り始めました。

「戦争に負けたという噂を聞いた夫は、様子を確かめると言って町に出たまま帰って来ませんでした」

皇軍に見捨てられ、ソ連軍の追撃を受けながらの凄惨な北朝鮮からの脱出行は延々と続きます。感情が激してくると、肋骨の浮き出た薄い胸で荒い息をしながら秀子さんは語り続けました。

「乳飲み子を抱えてやっとのことで釜山に着くと、全財産をはたいてヤミ船を雇って玄界灘を渡って引き揚げて来ました」という言葉が出たのはこの時です。

毎回、私たちの往診を心待ちにしてくださっていて、診察が終わると過酷な引き揚げ体験談とそれに続く戦後の食糧難の時代のことを少しずつ語ってくれました。

「やっとのことで手に入れた乾パンは割ると中から虫が出てきました。この子が小さな指で虫をつまんで不思議そうに見ていたのが目に焼き付いています」、「この子の頭の皮の半分は、福岡に上陸した時には腐っていました。薬もなくて治るのに何年もかかったので、髪の毛もゴッソリ抜け落ちてしまいました」

「戦後は身を粉にして働いてこの子を養ってきました。そのせいで私の身体はボロボロです」

ポツリポツリと語り終えると、皺の奥の目を細めて頬笑み、「聞いてもらえてよかった」と言うのが、いつも今日の話は終わったという合図でした。

**二ノ坂**　早朝に胸の辺りがきりきりと痛んで目が覚めるという秀子さんは、加齢現象が著しく、高血圧、虚血性心臓病、骨粗鬆症などたくさんの問題を抱えていましたね。精密検査のための入院を何度か勧めたことがあったんですが、どうしても同意されず、「私にはこれがあればいい」とニトロ製剤を僕に見せるんですよ。

息子さんは、厚い胸まで届くような白髭を生やしておられて、柔らかなバリトンの声で穏やかに話す人でしたね。

「明け方に発作が起きると、ニトロを舌下に含んでじっと痛みをこらえている母を見ると、釜山の海岸で幼い私の手を握って、ヤミ船が迎えに現れるのを待っていた時もあんな表情だったのかと思えて切ない気がするのです」

「近ごろは、ニトロが効いてくると、明るんだ窓のほうへ見えない目を向けて忘我の表情を浮かべています。次の世界への船出を待っているんでしょうかねえ。今では背中をさすってやりながら、静かにその時を待つ心境です」


**「帝国に裏切られた」**

**二ノ坂**　テレビで僕の活動を知った島田六郎さん（八十八歳）の娘さんが、「鹿児島在住の父親が疲れやすく食欲もなくなって弱ってきたので、自分の家で看たい」と電話で相談してこられました。初めて外来に父娘で来たのは、亡くなる前年の八月でした。六郎さんはひどく痩せており、かなり衰弱していました。ご本人は「こんど福岡に転居するのにも、ずいぶん迷った。心労のあまり痩せたくらい」とあばら骨の浮き出た胸を叩いて苦笑していました。
数日前から熱発しており、血液検査でも炎症反応が強く出ていたので、しばらく抗生物質の点滴をしましたが、改善傾向が見られませんでした。だから近くの総合病院に入院してもらい、精密検査を行った結果、肺真菌症ということがわかりました。治療にも抵抗性を示すので、予後不良であることを説明したところ、二人は在宅療養を希望しました。

発熱したり解熱したりを繰り返していましたが、秋には体調も安定し、白内障の手術を受けることができています。そして、移住当初からの目標であった福岡の観光を楽しむことができました。

**後藤**　島田さんはいつ往診してもテレビの国会中継の放送を観ておられ、「国会中継はお父さんの趣味」と娘さんたちにからかわれていました。

正月過ぎに往診した時のことです。熱も下がって気分がよさそうだったので戦争体験を聞かせてくださいと頼むと、テレビの画面からゆっくりと目を離して、「この一見平和な世の中に大きな断絶がある」と重い口を開きました。

「戦争で辛酸をなめた者と、戦争を知らない者との間にな……。戦争を知らない者たちが、またどんどん開戦前の状況にもっていっとる」

「島田さんはたしかモンゴルに抑留されたんですよね」

「そう、戦争に負けてから二年間。飢えと寒さに耐えての重労働。あげな生き地獄は体験した者じゃなかとわからん……。じゃっどん、知ってもらわんと死にきれん」

ぽつりぽつりと聞き取りにくい鹿児島弁が口をついて出てきました。

「毎日毎日、雑穀のうすい粥をすすって重労働に駆りたてられた。戦争に負けて捕虜になった時の夏の軍装のまま、ゴビ砂漠の端にある捕虜収容所に入れられた。烈風吹きすさぶ荒野のバラックで、氷点下三〇から四〇度という酷寒をしのいだ。寝る時も自分たちが持っていた薄い毛布一枚だけ。毎朝のように何人もの戦友が死んで運び出されて行った。わしも栄養失調で目をやられてしもうた」

そして大きく息を吸うと、一気に吐き出すように言いました。

「帝国に裏切られた！　収容所で地獄を見た。仲間も信頼できなくなった。抑留されとる間は家族との音信は全く閉ざされ、ソ連からは私たちを帰すのか帰さないかの情報が得られたことは一度もなかった。新生日本も容易に手を差し伸べてはくれんかった。兵隊に取られ故郷を出てから七年も経ってようやく帰れた。モンゴルでは共産化教育はなかったが、就職しようと思っても、『筋金入り（の共産主義者）』と警戒されて徹底的に忌避された。それで鹿児島に帰って農業して暮らすことになったとよ」

「娘たちには大いに感謝している」と言いながらも、自分の身体が思うようにならないことと、鹿児島への郷愁が絶ちがたい様子で、話しながらも時に涙ぐんでおられました。地獄を生き延びてようやく帰って来た鹿児島で死にたいと思っていたようですが、誰も居ない家に置いておくわけにはいかないという周りの考えに押し切られたようです。

診察を終え、残薬のチェックもすんで別れを告げようとする時に、島田さんが居ずまいを正し、涙をぬぐって言った言葉に最後の望みが溢れていました。

「忘れんでほしい。ここにこんな帰還兵が居たということを。収容所を生き延びることができたのも、なんとしてでも生きて帰って、あの生き地獄のさまと、それを作り出した帝国とソ連の悪行を伝えずにはおくものかと決心したからじゃ。戦後ずっと不本意な生き方を続けてこの歳に至ったのも、今に続く新生日本の非情さを知って欲しかったからじゃ」

**「この辺りの農家二五〇軒が燃えました」**

にのさかクリニックで働きはじめた四年前のことです。往診先は近くだったので看護師を先に返してクリニックへ帰ろうと歩きはじめたのですが、裏の路地に迷い込んでしまいました。そこで私は、農家の庭先に、根元から幹の一面だけが焦げ、その両側から樹皮がケロイドのように盛り上がっている数本の柿の古木を見たのです。まるで長崎の爆心地周辺に立っている被爆した庭木みたいで、「この辺りで何十年か前に大火災があったということだろうか」と思ったのですが、身近にいる人に聞いても答えは得られませんでした。誰もそんな木の存在すら知らなかったのです。

その謎は海田塔介さん（八十歳）の家に往診に行った時に解けました。塔介さんは福岡市の南にそびえる脊振山脈の山裾に住んでいました。自分が膵臓がんだと思い込んでいる塔介さんは、食欲がないと言って大量のコーヒー牛乳と少しの素麺、それに何パックかの濃厚流動食品だけを摂って終日ベッドに寝そべって、新聞を読んだりテレビを観たりという生活をしていました。表情の乏しい海田さんは、誰とも口もききたくないといった様子でした。

**二ノ坂**　思い出しました。一種の引き籠りみたいな生活を続けていた結果、全身の筋肉は著しい廃用性萎縮を呈していました。数カ月ごとに下血があるため、総合病院で大腸の内視鏡検査を受けるように何度か手配したのですが、そのつど、直前になって自分でキャンセルするので診断はつかないままでした。

**後藤**　それでも栄養状態は少し改善の兆しを見せたんですよ。それで筋力増強のプログラムを組んだりしていました。

私は塔介さんの気持ちを引き立てるため、昔の話をよく聞かせてもらったんですけど、いつも快く応じてくれていました。小学生の頃に川の中で遊んでいて割れたビンでざっくりと足を切り、運び込まれた外科医院で麻酔もせずに足の傷を縫合された話など、その多くは終戦前後の山里の生活で記憶に残ったことでした。

そんな時は、いつもつまらなさそうな顔をして寝ころんでいる塔介さんが、顔を紅潮させて、起き上がって身ぶり手ぶりを交えて話すのであっけに取られたものです。

そんな塔介さんに、焼けた柿の古木の話をした時です。塔介さんは我が意を得たりとばかりに福岡大空襲の話を始めました。敗戦の年の六月十九日の夜中から始まった福岡大空襲を、福岡と佐賀の県境にある脊振山脈の麓にある塔介さんの村から見下ろしていたそうです。遙か遠くの福岡市は一面の火の海、低空飛行で行きつ戻りつして焼夷弾をばらまく無数のＢ２９の姿は、悪魔の跳梁とはこのことかと思うほどだったと言います。

塔介さんの豊かな描写力に感心して聞いていると、「ここからが肝心のところだ」と言うとコーヒー牛乳をぐっとあおってベッドの上に座りなおし、声の調子を改めました。長い話の概略は次のようなものでした。

「福岡市の上空を離れたＢの野郎どもは、お宅のクリニックのある辺りで再び弾倉を開いてこっちのほうへ飛んで来おった。低空で飛ぶＢのぽっかりと開いた弾倉から雨霰と降って来る焼夷弾が身の周りに次々と降ってきはじめた。爆撃はもう終わったと思っていただけに、腰が抜けてしまって這って逃げまどった。そんなわしらをあざ笑うように、ひとしきり爆弾の雨を降らせた連中は軽々と脊振山脈を越えて南のほうへ消えて行った。奴らは福岡市に存分にばらまいた後、余った焼夷弾をこの辺りに捨てていったんじゃろう。サイパン、テニアンの基地まで延々と南方の海上を飛んで帰らなければならんから、燃料を節約して無事に帰りつくために、少しでも身軽になりたかったんだろう。それでこの辺りにあった農家三五〇軒中、二五〇軒が焼けてしまったんじゃ」

話し終わると、さすがに疲れたのか、ぐったりとベッドに身を横たえて目を閉じていました。「また聞かせてください」と挨拶して帰ろうとすると、目をつぶったまま話の余韻にふけるように溜息まじりに言いました。

「聞いてもらえてよかった。女房、子どもも近所の者も、誰も昔の話なんか聞こうともせん。あたきも、ほんにあげなこつのあったとじゃろうかとさえ思うようになってしもた。じゃけどほんなこつ、あげなひどかことのあったと。あーたに話しとるうちに、七十年前に見た悪夢のような出来事がまざまざと蘇ってきおった……」

塔介さんの言葉には、どんどん博多弁が混じってきていました。

在宅ホスピスの風景－9

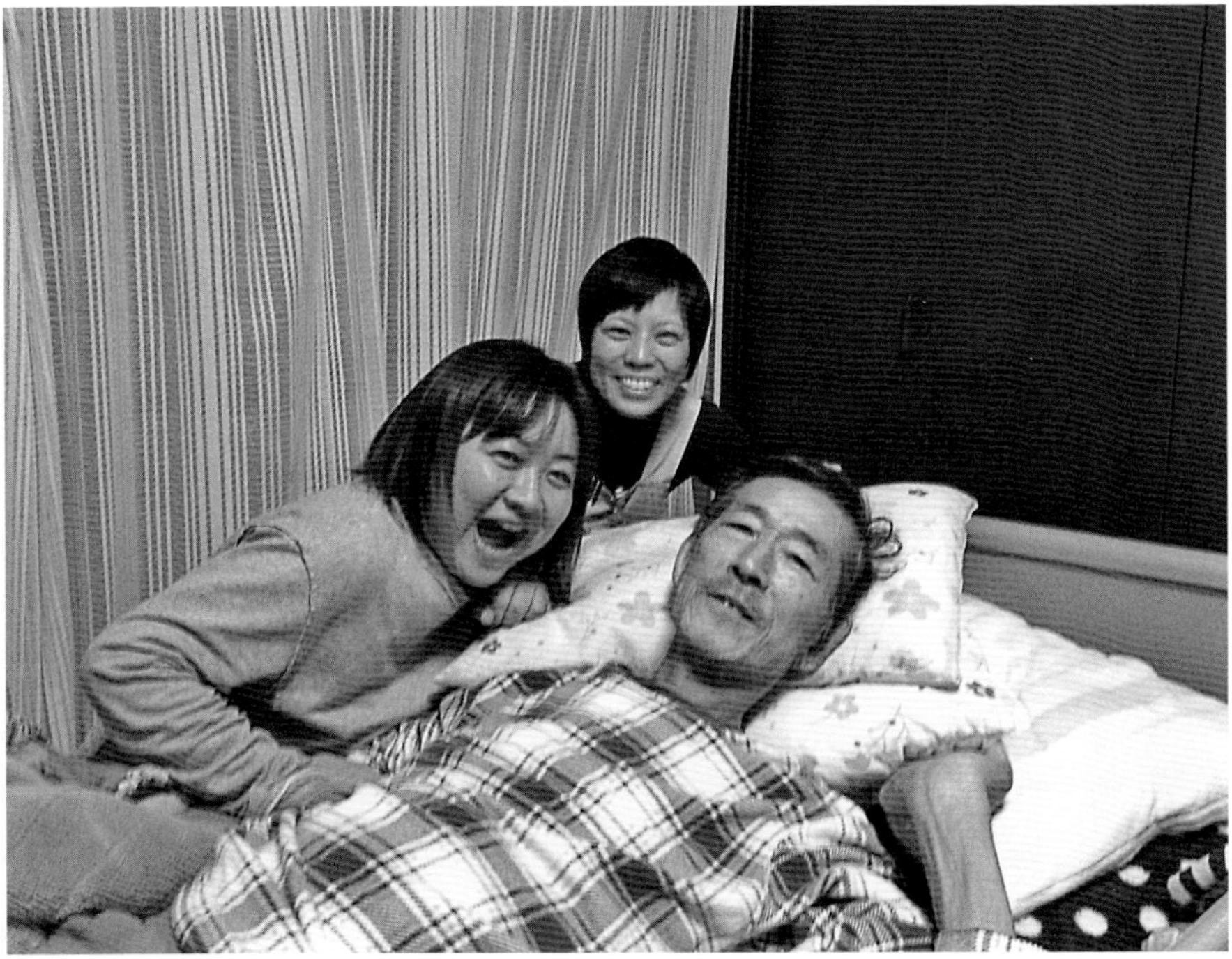

## 「もう頑張らなくてもいいよ」

荒江サキさん（九十四歳）は物静かな方で、あまり自己主張しないが芯はしっかりした人でした。夫は南方の島で戦死したそうですが、事情は何も知らされないままだったと言います。それから一人で子ども四人を育ててきました。七十三歳の時に脳卒中発作を起こしましたが、後遺症は軽い左の片麻痺だけでした。

急性期を過ぎると病院から施設に移されましたが、「うちに帰る」と言って山一つ越えた所にある故郷に帰ろうとして離院行為を繰り返し、パトカーで連れ戻されたこともありました。「鍵のかかるところに移ってください」と言われ、それから数カ所の施設を転々とするはめになりました。八十一歳の時に、デイケア利用中にベッドから転落して大腿骨頸部骨折を起こしました。整形外科で手術を受けてから機能回復訓練をひと通り行ったのですが、それ以後はほぼ寝たきりとなりました。

ある病院附属の老健（介護老人保健施設）に入所中に上腕骨骨折を起こしましたが、職員は誰も気付いていなかったそうです。介護士が車椅子移乗介助中に骨折させたのではないかと考えた娘さんは、施設には任せられないと思うようになり、朝九時から夜の八時まで付き添うようになりました。しかし、娘さん自身の膝の変形性関節症がひどかったこともあって、病院通いに耐えられなくなり自宅での介護を決めました。

ミキサー食を食べさせていましたが、サキさんはよく嚙まないし、うまく飲み込めなくなりました。老健を退所してから二カ月で体重が二キロも減ったことに気付いた娘さんは、これから先、食べられなくなったらどうしようと心配で居ても立ってもいられない心境だったと言います。またこの頃、自宅に訪問するようになった介護関係の人たちから、「生命維持の最低のレベルのカロリーですね。高濃度流動食を一日二本処方してもらって飲んでみたら」、「胃瘻はしないのですか」、「胸にポートを埋め込むという方法もありますよ」などいろんなことを言われてショックを受けています。

その後、荒江さんがしばしば誤嚥するようになったので、脳卒中になった時から診てもらっていた病院に相談したところ、胃瘻が造設されました。往診と訪問看護は日中のみで夜間の対応はなく、状態が変わった場合はその病院を受診するように言われています。状態が変化した時には夜間でも来てくれる医師、訪問看護師に替えたいと思った娘さんは、当クリニックに相談にみえました。そのような経緯で、荒江サキさんを三年あまり診ることになりました。

二ノ坂　ケアマネジャーやヘルパーが何げなく言った一言に、家族はしばしばショックを受けます。ましてや医師や看護師の言葉はもっと重いものです。こういう場合も、安易に栄養剤を勧めたりしないで、本当にそれがいいのか考え、食べさせるための工夫をするほうが大事です。

僕が、初回訪問した時には左片麻痺があって左の腕も脚も拘縮《こうしゅく》しており、寝たきりの状態でした。表情は穏やかでしたが、看護師が血圧を測ろうとしたり、私が診察しようとすると怖がるそぶりが見られ、それが気になりました。自分からしゃべることはなく、こちらの言葉を短くオウム返しするだけでした。それでもミステリーがお好きだということで、よくテレビを観ていました。

娘さんは病院からの往診を月に一度、訪問看護ステーションから週に二回、訪問入浴を週に二回、自費での家政婦の泊まり込みを週に三、四回という体制をつくり上げていましたが、医療、看護に対する不信の念は強く、ほとんどのケアを家族でしていました。

状態は安定していたので、当クリニックからの訪問診療を二週間に一回、連携している訪問看護ステーションから週に一回としました。でも、在宅療養を始めた当初に処置の不手際があったためか、娘さんは訪問看護師には陰部洗浄などのケアもさせず、シーツ交換も「自分がやるから手伝ってください」と言って、本当に丁寧にやっていました。

「よけいなことはしないでほしい。見守ってくれるだけでいい」ということを態度で示されたので状態観察が訪問看護師の主な仕事となったようです。娘さんは人見知りの激しい人でしたので、訪問看護ステーションもそれを汲んで少人数でローテーションを組んでくれました。

**後藤**　そんなことでしたか。サキさんは、亡くなる二カ月前から眠っている時間が長くなりました。また、胃瘻からの高濃度流動食の注入後に嘔吐を繰り返すようになったため、注入は白湯とスポーツドリンクのみとしたんですが嘔吐は続き、血液検査で炎症反応が強く出たうえ、肝機能障害と腎機能障害を示唆する所見も出ていました。

白湯一〇〇ミリの注入でも嘔吐するため、最後の一カ月間は注入をすべて中止し、電解質製剤と五％糖液を交互に一日五〇〇ミリ点滴し、誤嚥性肺炎を起こした時だけ抗生物質を入れるようにしました。

娘さんは「お腹が空かないようについ多めに入れてしまっていました。点滴だけで大丈夫でしょうか」と受け入れがたい様子でしたね。熱発すると娘さんは一睡もせずに見守っていました。

荒江さんは全身衰弱が徐々に進行しており、覚悟が必要な時期になってきたことを娘さんに説明しましたが、親戚づき合いも少なく、小さい頃から人の死ぬのを見たことがないという娘さんには最期をどこでどう過ごさせるか迷いがあり、その時点でも「治せるものなら治してやりたい」と言っていました。

そこで、食べなくなったことは身体が弱っていって終末期に入ったことを示しており、食べなかったから弱ったわけではないことを説明し、このまま自宅で看取ることを勧めました。点滴についても、胃瘻からの注入を止めたことで急激な脱水が起きれば苦痛を覚えるので、緩和のために行っているということを説明しましたけれど、それも過量になると身体の負担になって痰の量が増えたり、むくみがひどくなったりするので週二回、往診して様子を見ることを提案し、納得してもらいました。その後約二十日は血圧がやや下がったものの嘔吐や熱発もなく状態は安定していました。

娘さんは「いつもドキドキしながら見ています。特に夜になると怖いなという気持ちが強くなります」となかなか心の準備ができない様子でしたので、私は、老衰の場合の経過と看取りについて、また、私たちの支援体制についても繰り返し説明をして励ましたんですよ。娘さんもどうにか落ち着いて介護してくれるようになりました。

夏の終わりのある朝熱発し、夕方から努力呼吸となり血圧が低下してきました。しばらくクリニックと訪問看護ステーションの看護師が交代で付き添った後、日が暮れる頃に退去し、看取りは家族に任せました。一時間半後に連絡を受けて死亡確認に行った時、娘さんは笑みを浮かべて、「息子夫婦や孫もそろったところで『もう頑張らなくてもいいよ。みんな居るから心配しなくてもいいよ。ありがとう』と声をかけると、目をパチッと見開いてみんなの顔を見つめ、ホッとしたような表情を浮かべると静かに息を引き取りました。未熟な私が成長して納得できるようになるまで頑張ってくれていたのかもしれませんね」と言っていました。

**二ノ坂**　娘さんは四十九日が過ぎてクリニックに挨拶に来られた時、「一人になると家が広すぎます。……寒いんです。ただ寝ているだけでも、居てくれたほうが部屋が暖かい。あれから私は気が抜けたようになって、何も考えられず寝てばかりでした。でも最後まで家で看れてよかった」と言いながらも、「まだ亡くなったという実感がありません。母がショートステイに行っていた頃は、明日帰って来ると心待ちにしていましたが、今は居ないのが信じられない気持ちです」と話してくれました。

そして「ボランティアでのお二人には本当に助けられました。私が整形外科に通う時に母の見守りをしてくださったお陰で少しの気晴らしもできたし、じっくり話も聞いてもらえました」と言い、最後に「やっぱり老衰ですかね。もう少し生きていてほしいと思い、たくさん注入して苦しめていたんじゃないでしょうか。胃腸が弱っていることにも気づかずに……」と後悔もあったようです。

ボランティアに入ってもらったのは、「在宅ホスピスボランティアの会　手と手」の人たちです。

**後藤**　先生は老衰の患者さんを診る時に、どういうことに気をつけておられますか。

**二ノ坂**　四つのポイントがあると思います。

1．まず、末期かどうか、そして入院させるかどうかという判断が必要です。末期になっても、それまで入院して何度も元気になったからと、家族は受け入れるのが難しいものです。何としてでも少しでも長く生きてほしいという家族を納得させるのは非常に難しいのですが、予め私たちが関わる以前の様子を聞いて、本人や家族の価値観や死生観を知っておくことが役に立ちます。

2．つぎに質の高いケアを提供すること。これは言うは易く、行うは難し。荒江さんの場合も、病院附属の訪問看護ステーションのサポートを受けていた頃に、娘さんはそれを信頼できずに自分で介護体制を作っています。この娘さんの判断は正しかったと思います。そのステーションは二十四時間の対応をしていませんでした。患者さんや家族のニーズを汲んで二十四時間サポートすることをせずに、訪問看護ステーションを名乗るべきではないと思います。

3．それからボランティアの役割の大きさ。個々のケースでボランティアの役割は異なり、幅広い対応ができます。利用する側はボランティアに慣れていないので、実際に家庭に入っていきながら理解してもらうしかありません。

4．最後に家族の思いと患者さんの実際の状態の間に生じるズレの問題。老衰の場合は在宅療養も長期になりがちなので、しばしば両者の乖離が大きくなることがあります。そういうことに気づいたら、家族に対する働きかけを早め早めにしなければなりません。二〜四カ月ごとに「今後このようなことが起こり得ます」と話したほうがいいかどうかも考えねばならないでしょう。

## 「私の腕の中で息を引き取りました」

少子化の傾向が強まり、離婚も増えるなど、我が国の家族構成にはこの数十年、著しい変化が起きています。そういう状況で、親の命に対する子の執着の激しさには、時として目を見張らされるほどのものがありますが、このようなケースは今後ますます増えてくると思われます。

竹田しず子さん（九十三歳）は大柄で美しい婦人でした。三十三歳の時に夫と死別。再婚話もあったそうですが断って、一人で娘を育ててきました。そのことを、「母の再婚に私が嫌な顔をしたから」と娘さんはずっと負い目に感じてきたようです。しず子さんは娘が結婚してからは、五十代の時に建てた思い入れのある家で一人暮らしをしてきました。

二十年くらい前から物忘れがかなり激しくなってきましたが、自立していました。三年前に自宅で転倒して骨盤を骨折。四カ月入院してリハビリテーションを受けてから近くの総合病院に転院しました。しかし、「家に帰りたい」という思いは強く、二日後には退院しています。

それ以来、隣に住んでいる娘さんが泊まり込みで介護するようになりました。娘さんから当クリニックに在宅療養の相談あり、約一年半、往診を行いました。

**後藤**　しず子さんは無類の動物好きで、野良犬、捨て猫の世話をしてきました。近所の犬の散歩も買って出たり、猫を二十匹以上飼ったりしたこともあったようです。
私が初めて往診した時、玄関を入ると、数匹の猫がたむろしていましたが、そのうちの一匹の大きな黒猫がしず子さんをガードするかのように私との間を行ったり来たりし始めました。私たちのやりとりを見て、これはご主人様に危害を加える者ではないと見極めたのか、ベッドの下に丸くなりました。ベッドの横の棚にはこれまで飼ってきた猫や犬の位牌が五十個ほど安置されていました。私が目を丸くして見ているのに気付いたしず子さんが「ほら」と言って押入れの襖を開けると、暗がりに動物たちの骨壺が五十個ほど並んでいました。「まだ、祀ってやれてないの」と言って笑いました。
往診を開始した頃、しず子さんは、肩、腰、臀部など身体のあちこちの痛みを絶えず訴え、昼夜を問わず体をさするように欲求するようになっていました。「さすってー」の呼びかけは夜中も止まらず、娘夫婦はそのたびに起きて対処していました。

**二ノ坂**　あの時は、何が痛みの原因だったのか、消炎鎮痛剤の内服薬、座薬、湿布などもあまり効きませんでしたね。

**後藤**　よくわかりませんでしたねえ。全身の筋肉の萎縮が著明でしたが、ことに肩、首、背中の筋肉や背骨を支える筋肉が弱って痛みを引き起こしていた可能性が考えられます。往診の時に家族とのやりとりを見ていると、スキンシップを求めていた面もあったように思います。
時々、喘息発作を起こしていましたが、一晩中喘鳴《ぜいめい》が続く時など、「息が苦しい。もう終わりね」と言い、いつも脚の間にうずくまっている猫に向かって「あんたも一緒に行ければいいのにね」と語りかけていたそうです。

**二ノ坂**　その頃までは、娘さんが用意した食事をむせることもなく自力で食べていましたよね。それに濃厚流動食品二、三パックを併用していましたが、食べる量にはムラがあり、食べないと娘さんは心配してあれこれ工夫して調理し、食べさせるのに懸命でした。

「少しでも食べてもらって、元気になってほしい」という娘さんの気持ちと、本人の「もういい」という気持ちの間に大きな隔たりがあるように思いました。それで、診察が終わってお茶を飲みながら「食欲がなくなっているだけでなく、骨粗鬆症もひどくなって骨折を繰り返しており、全身の廃用性筋萎縮も進んでいます。この世でのお母さんの時は過ぎ去りつつあるようですね」と話すと、娘さんは「そんなことは考えたことがありませんでした。悔いを残さないように頑張ろうと思うだけで……」と戸惑うふうで「お母さんの身体が求めなくなっているんですから、無理に勧めないで、好きなものを好きな時に差し上げては?」と勧めると、「そういうことなんですね」と言って涙を拭っていました。

**後藤**　その頃から「泥棒が入った」と騒いだり、夜中に介護する娘に看護師に接するように「お世話になります」と丁寧に挨拶したりと、しず子さんの認知症は進んでいきました。

ある朝、ベッドに座ってさめざめと泣いているところを見つけた娘さんが「どうしたの?」と訊くと、「色のついてない世界、とてもさびしいところに行ってきた」と言ったそうです。娘さんが「ショックでした」と言うのを聞いて、私は「お母さんが見ている世界を否定するのでなく、それに色を付けてあげたらいいんじゃないでしょうか」と言って、ベッドの周りに昔の元気だった頃の写真を並べたり、楽しかった頃の話をするように勧めてみました。

それが功を奏したのか、やがてしず子さんは「亡くなった母や先祖が現れた」などと語るようになり、はじめは気味悪がっていた娘さんも、「現れるのは御先祖様ばかり。幼い頃に死んだ兄は出てこないようです。あれだけ可愛がっていたのに、不思議ですね」と笑って話せるようになりました。

しず子さんは夜中もしょっちゅう起きて「痛い」、ちょっと眠っては「死にたい」の繰り返しでほとんど眠っていない様子で、たまりかねた娘さんが「四六時中、体をさすってはやれないのよ」と言うような状況になってきました。

一種の閉塞状況にあるように見えたので、往診の時にボランティアを同道して紹介しましたが、結局、ボランティアは受け入れてくれませんでした。

**二ノ坂**　ボランティアの助けを得ることはなかったんですが、その代わり、娘さんが風邪を引いたり介護疲労が重なってくると、娘さんのご主人が積極的に介護に関わってくれるようになりました。

しず子さんとは実の親子のようなつき合い方をしていたので、彼女も遠慮がなく、「さすれー、さっさとさすらんかー！」と頻繁に怒鳴ったりしていたそうです。

**後藤**　最後の年の春には気管支炎や肺炎を繰り返すようになって、入院を勧めるようなこともありましたが、しず子さんは「入院はしたくない」、「きつくなっても、このままここに居たい」、「きつくなったら往診に来てね」などと、しっかりした口調で話していました。それを聞いて、「母はちゃんとわかってますね。このままここで看ます」と娘さんも腹をくくったようです。

夏の猛暑が続くようになると、食欲が落ちてきました。夜も眠りが浅くて、ベッドの上に座って上体を揺すっているという連絡があり、往診しました。私が挨拶すると、笑顔をつくろうとしましたが、きつそうな表情でした。頸静脈は軽度に怒張しており聴診すると両肺に雑音が聞こえたので、心不全の状態と判断しました。娘さんが入院を望まないことを再確認したうえで、この時点で利尿剤の点滴を始めています。

亡くなる三カ月前ごろから、夜もほとんど眠らず「きつい。もう終わりにしたい」と体を揺すったり、ベッドから降りようとしたりなど身の置き所がない様子で訴えることが増えてきました。濃厚流動食品一本と少量の水を摂取するだけとなっていましたが、しず子さんは流動食を口に入れたまま飲み込もうとしません。娘さんが、「これまで点滴したら少し元気になっていたので、点滴してほしい」と言うので、点滴を毎日すると心臓への負荷が大きくなり、ベッドに横になることもできない状態になることを説明し、週三回の点滴をすることにしました。

**二ノ坂**　この時、別れが近いことがわかっていても、なかなか諦めきれないという娘さんの言葉もあり、在宅体制の見直しのための担当者会議を開き、娘さんにも出てもらいました。

そこで、しず子さんに関わっている医療・介護のスタッフから、しず子さんの身体の状態や機能についての客観的な評価を聞いてもらった後、横になることもできないで座っているのは心不全があるためで、点滴のせいで痰が増えたりゴロ音が出現したりするのは、本人にとってそれが負担になっているためであること、食事や水分の摂取量が低下しているけれど、それは身体が受け入れない状態になったということを説明し、「本人の持つ力に合わせて行くことを今は優先しましょう」と言うと、娘さんは、「わかってはいるんです。でも、もう少しという気持ちもまだあります。でもこの間、もう終わりにしたいと本人が言うのを聞きました。本人も相当きついのだなと思うと、私もつらくなりました。できるだけ苦痛を最小限にして最期を迎えさせたい」と話してくれました。

**後藤**　この頃、しず子さんが母親やきょうだいの話をして「向こうに行ったら、みんな本当に会いに来るのかね」と心細げだったので、娘さんが「私も淋しいから、一緒に行こうか」と話を合わせると、急に醒めた口調になって「まだ早すぎる」と叱ったということです。

私が往診すると、安らかな顔をして眠っており、十八歳になる老猫トミちゃんが脚の間にしず子さんを見守るような形でおさまっていました。娘さんが言うには、数日前の夜中にどうしても歩きたいと言うので車椅子で仏壇の所まで連れて行くと、手を合わせて拝み、その後、なんとか歩いてベッドに戻りそのまま寝入ったのだそうです。眠っている時間が増え、目覚めると「お迎えが来ている」と夢で自分の母親と出会ったことを繰り返し語るようになっています。

**二ノ坂**　しず子さんは徐々に弱ってきていましたが、低空飛行なりに落ち着いていました。マッサージの後で気持ちよさそうにしている時に娘さんが「私は誰？」と訊いたら「知らん」と素っ気なく答えていました。会話が少なくなってきて、足下に侍っているトミちゃんにも関心を示さなくなってきました。

亡くなる半月前には、声かけに対する反応がほとんどなくなっていました。車椅子で散歩に連れて出たときも、近所の人の声かけにも反応しなかったといいます。

でも、娘さんは落ち着いていて、「前は一日でも長く生きて欲しいと思っていたけど、今は長くなることもきついかなと思う。今は母と過ごせる最後の貴重な時間ですね」と話すまでになっていました。

**後藤**　私は、しず子さんが亡くなる十日前に往診に行きました。その日、幹が空洞になって皮一枚で生き延びている大きなザクロの老木が、門柱のわきでたくさんの赤い花をつけているのが目を引きました。「これは母が自分で探しに行って買ってきたものです。樹齢五十年にもなって、もう花を咲かせることもなくなっていたのですが」と娘さんは不思議がっていました。しず子さんの部屋に入ると半座位で、首を左右に振りながら目を閉じていました。脚の間には可愛がっていたトミちゃんがうずくまっており、庭木も動物もしず子さんとの別れを惜しんでいるような思いに強く打たれました。

亡くなる一週間前には夜間不穏状態になり、「早く死なせて」と言うかと思うと、「死にたくない。助けて、助けて」、「ここに乱暴する人がいる」などと興奮状態で話し続けたそうです。娘さんはしず子さんを抱いて歌ってやって、寝かしつけたそうです。

亡くなる前の日には、「少し熱が上がって、痰がからむ咳が増え、呼びかけにもまったく反応しなくなりました」と連絡がありました。往診すると苦痛の表情はなくなり、悲しげな力のない表情となり、努力様の呼吸をしていました。

この冬一番の冷え込みとなり山間部では初雪も降った日の早朝に娘さんから連絡があり、死亡確認に行くと「今朝早く、私の腕の中で息を引き取りました。しばらく、このままでいいですか」とベッド上で寄り添っていました。三十分ほど経つと落ち着きを取り戻した様子で、「いろいろと親不孝なこともしてきたけれど、最後まで家で看ることができたことが母に対する孝行になったと思います。ありがとうございました」と挨拶されましたが、「昨夜はずっと起きていようと思っていたが、二時間くらい母と頬を寄せ合って眠ってしまったことが悔やまれます。今日は一日、二人で過ごしたい。いろいろと話をしたいんです」という娘さんの意向で通夜は翌日、葬儀は翌々日となりました。

## ギフト

**後藤**　現代は死ぬこともままならない時代なんだなとつくづく思うことがあります。高齢者がきれいに枯れて逝きたいという気持ちを持っていても、子どもたちの執着心や医療や介護職の熱心なケアが大きな抵抗になって、そのような思いを遂げることが難しくなることがありますね。

**二ノ坂**　やはりそれも人権感覚の希薄さでしょう。関係者はみんな、自分の思い、やっていることがその人の望みに照らしてどうなのか、常に考えておかないといけないと思います。

酒田千秋さん（九十三歳）は名刹の大黒さんでした。二人の子どもが幼い頃に住職が死んでしまったため、千秋さんが近くのお寺の住職をしていた従兄弟の助けを借りながら、お寺経営諸事に采配を振るってきました。その傍ら子どもたちを育ててきたのですが、意識の高い母親は子どもたちにとっては怖い存在だったようで、二人は「可愛がってもらった記憶がない」と言っていました。

元気な頃に「きれいに枯れて逝きたい。延命治療はしてくれるな」と意思表示をしていた千秋さんは、七十代で脳梗塞を発症、軽い片麻痺と失語症が残り、さらに八十代の終わり頃に認知症を発症しましたが、近くに住む娘さんの助けを借りながら自宅でなんとか自立した生活を維持していました。

しかし、三年前から夏になると食べなくなって衰弱し、入院してしばらく点滴を続けると元気になって帰って来るということを繰り返すようになっていました。

娘さんが「家に帰ってくるのが年々遅れるようになってきた。病院では管に繋がれているので可哀相」と知人に話したところ、「家族がそう望むなら病院での治療はやめたらいい」と施設を紹介されたそうです。

**二ノ坂**　施設に入所してから食事摂取量はさらに減って、尿路感染症を起こしたり脱水状態になったりして衰弱してきましたが、娘さんはなんとか元気になってもらいたいと、家から栄養補助食品や各地の銘菓などを持ってせっせと通うようになりました。しかし、それを食べさせようとすると、千秋さんは吐き出したり、口の中に指を入れて掻き出したりして嫌がったそうです。

千秋さんは亡くなる三年くらい前から頷いたり首を横に振ったり、一語や二語で思いを伝えようとするようになっています。施設で用意したゼリー食やトロミ食を介助して食べさせていましたが、嫌がって吐き出すことが多く、職員が無理強いすると「消えてなくなれ」、「殺す」などの暴言を吐いています。

何か身体的な問題があるのではないかと思った施設は、内視鏡を使っての嚥下機能検査を受けてもらいましたが、嚥下機能に問題はないということがわかりました。またこの頃、尿路感染症で近くの病院に入院した時に内科を受診して、血液検査から画像診断まで受けていますが、食欲低下の原因となる病変は何も見つかっていません。その内科からは消化運動をよくすると同時に抗うつ剤としての働きも期待できるとして広く使われている薬を処方されましたが、変化は見られませんでした。

息子さんは、もう一度元気になってほしいという気持ちが強く、仕事の帰りに毎日寄っては、「食事が入らないので衰弱している。なんとか点滴を」と繰り返し訴えていました。それに対して、無理して点滴をすると、千秋さんの身体の負担になる、この状態で点滴はキツイので毎日はしないなど、繰り返し伝えましたが、「自分の我儘とは思うが、なんとか……」とあくまで点滴に固執していました。

娘さんは僕のターミナルケアの講演を聴いたことがあり、身近に母親を見てきたこともあって終始冷静でした。

千秋さんは、亡くなる三週間くらい前から、娘さんがブドウの果汁を舌に載せようとしても、口を開けようとしなくなりました。一カ月で体重は二九・四から二五・五キロと四キロ減り、痩せが目立ってきました。そこできょうだいに同席してもらい、職員にターミナルケアが始まったことを告げました。亡くなる十日前からは眠ることが多くなり、しばしば無呼吸状態を呈するようになりました。

亡くなる日の二日前から泊まりこんでいた息子さんは「点滴をしてください」と言いましたが、娘さんのほうは、「今朝スポンジで水を含ませたらむせて、目を開けて睨まれたのに」ともらしていました。

亡くなる前日、朝から呼吸がおかしくなったと電話があったので、僕が往診し、二時間ほど様子をみていました。その間に娘さん、息子さんと僕、クリニックの看護師、施設の看護師とで穏やかな雰囲気の中、病歴の振り返りを行いました。

僕が「お母さんはどんな人生でしたか」と訊くと、息子さんは「良い人生でした。母は貧しい人や弱い立場の人に親切で、経営の才覚もあり、檀家の人たちからも一目置かれていました」と言い、娘さんは、「若い頃から意思の強い人でした。一旦決めたことは曲げない性格。延命は望んでいない、とキッパリ言っていました」と言うと、二人で口々に「お母さん、ありがとう」と言いました。

亡くなった日は朝から努力呼吸を繰り返すようになり、昼ごろから徐々に脈拍、呼吸が弱ってきました。それに合わせて娘さんが声をかけていましたが、「お母さんの人生最高！　バンザイ！」と言うと、ゆっくり呼吸が浅くなり停止しました。酒田さんの顔には微笑が浮かんでいました。

**後藤**　最期まで風呂に入り、肌がきれいで、呼吸の止まり方も穏やかだった。本当に枯れるような死に方だったと聞いています。

千秋さんを看取ったことは、彼女が入所していたホームの職員にとってもプラスに働いたようです。このホームには看護師は昼間しかいないので、夜の処置などできないため、以前は、すぐに「入院」と言っていましたが、「積極的に看取りに取り組みたい」という施設長のリーダーシップのもと体制づくりをして、数年前からホーム内での看取りを始めています。回を重ねるごとに自分で判断し、家族や当院に相談し、入院させる時期も考えるようになってきました。

その後、私は施設を訪ね、看取りに取り組むようになった経緯を聞きました。

後藤　入所者の状態がちょっとでも変わると、すぐに入院、入院と言って病院へ転送していた職員がどうやって変化を遂げたのでしょうか。

施設長　以前は、若い職員は死に対しての不安感が強く、すぐに宅直のナースに頼って病院に移していましたが、そこで利用者さんとのつながりが切れ、職員は達成感を得られず淋しい思いをしていました。

しかし、看取りをしたいと思っても、看護師は医師の指示待ちで緊急時の対応ができる状態ではありませんでした。そこで、二ノ坂先生の提案で、まず取り組んだのは看護師の教育でした。それができれば介護者も変わると言われたからです。そのため先進的な施設での研修を受けさせ、ホスピス緩和ケアネットワーク福岡に参加させました。それから視聴覚教材を使っての内部研修を行いました。

でも、何よりの力となったのは二ノ坂先生の訪問診療でした。毎回、家族はどうしたいのか、本人はどうしたいのかといった話を聞き、希望を汲み取って検討することを習慣付けられました。

その結果、家族も病院に入れて延命するよりも「ここで」と言われるようになり、職員の意識も平成二十二年の社内アンケートに「ここで看取るのは自然なこと」と答えるまでに変わったんです。以来、十八人の看取りをしました。うち十六人が老衰です。

今回、酒田さんに関わらせてもらったことで職員が変わりました。成長したと思います。この方を最後まで看ることができた、自分の両親にするように世話できたというのは大きかったですね。

実際には、みんなの死に対する理解の未熟さもあり、ターミナルに持って行くまでが大変でした。

特養では医療行為はしてはいけない、延命はしない、胃瘻も作らないという決まりがあるのですが、息子さんは点滴をあきらめきれないで、何度も二ノ坂先生に訴えていました。そのたびに先生は、施設では苦痛を除くための点滴はするが食事代わりの点滴はしない、在宅酸素もしない、ご飯と点滴は同じではないと辛抱強く説明しておられました。息子さんも最後にはわかってくれて、亡くなってから「みんなの意見も聞かず、最後までブレてごめんね」と謝っておられました。

**ケアマネジャー**　はじめからお兄さんのほうが難しかったですね。何か症状が出ると、「医師の診察を受けさせてください」と言われて、施設を病院と間違えているんじゃないかと思うほどでした。

きょうだい仲が日が経つにつれてよくなりました。お兄さんは仕事の帰り、七時過ぎには必ず寄っておられましたが、最初の頃は互いに会わないようにして、妹さんは兄さんのことを「アナタ」と呼んでいました。でも、しまいには「お兄さん」と呼ぶようになりました。そういった変化を二人とも「お母さんからのプレゼント」と言っておられました。

**施設長**　職員には「看取りだけが大事なのではない。今の時点が大事。だから入所してこられた時から始まる一つ一つのことを真剣に考えるように」と言っています。

それから、ご遺体に対する家族の思い入れは本当に深いということを肝に銘じておくように言ってます。棺に収めるときに、腕が曲がっていたり皮膚が汚れていたり、臭ったりするようではいけない。「遺体はケアの通信簿」とも言いますが、そういった認識の職員が増えていっているように思います。

在宅ホスピスの風景－１０

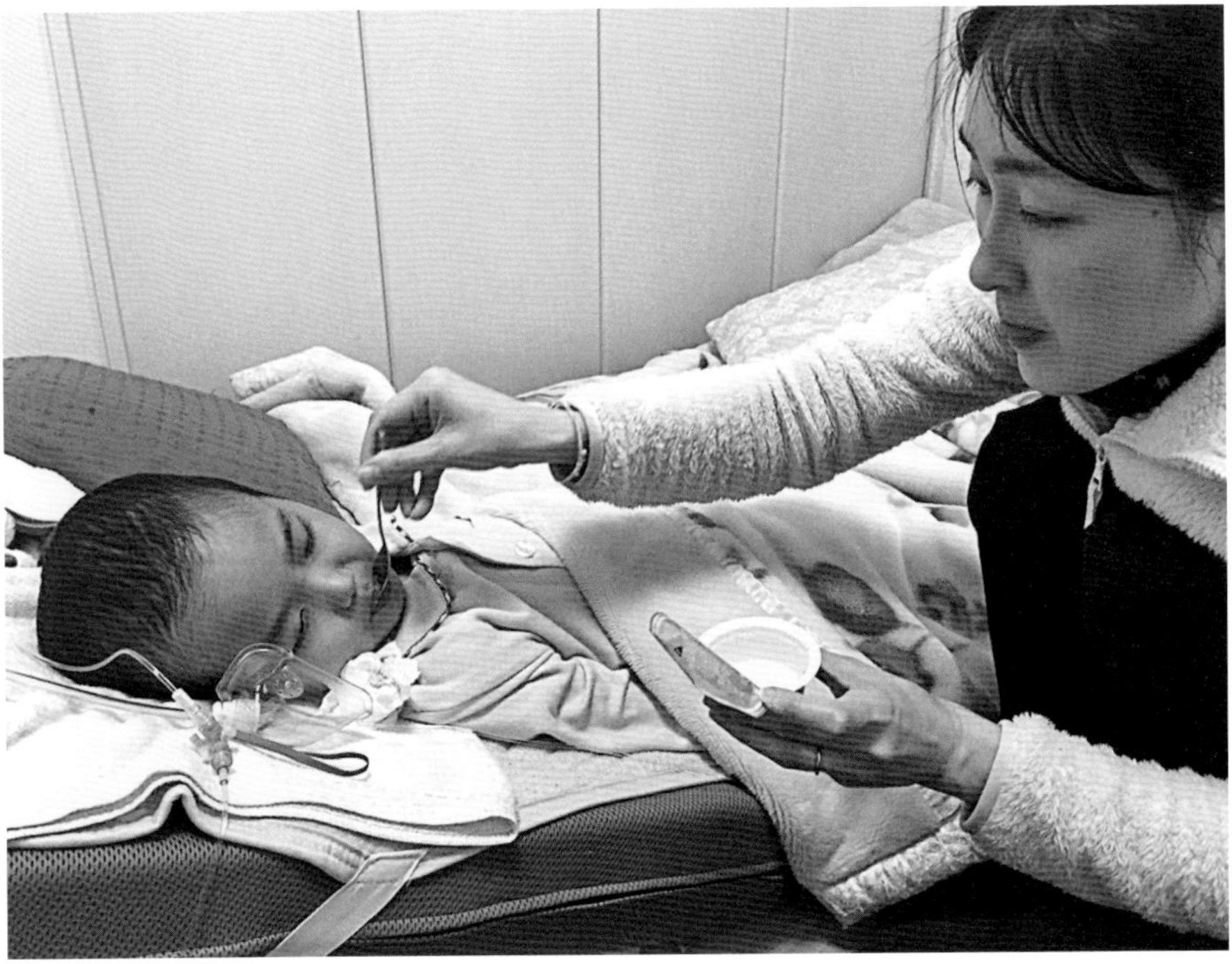

# 若い死と残された者の救い

## 「こんな病気になったのが間違いだった」

子どもの病気、ことに死に至る病いは周りにいる大人にとっても大変つらいものです。激しい侵襲を伴った治療を必死で耐えた挙句、万策尽きて病院を出て自宅に戻って来た子どもを当院で診ることが時にあります。

自分を襲った理不尽な運命に対する子どもの怒りの激しさに出会うと、胸を衝かれる思いをします。しかし、それ以上に、そういう状況に置かれた子どもが家に帰って来て、病院の制約から解放された時に再び自分自身を取り戻し、短い生涯の終わりまで文字通り精一杯自分らしく生きようとする姿を見るとき、私たちは深い感動を覚えずにおられません。

**ニノ坂**　深堀大樹君は忘れられません。当時十七歳、彼はいわゆる進学校の生徒でしたが、テニスやピアノにも熱心に取り組む活発な子でした。その彼が四年前に、「僕、テニスが下手になってしまった」ともらしたのが病気の始まりでした。「サーブが入らなくなった。身体のバランスが取れなくて、フォールトばかりする」と言います。

驚いて大樹君の顔を見つめたお母さんは、片方の目が少し内側に寄っているような気がしたので、「この子斜視になったのかしら」と思ったそうです。大学病院の眼科に連れて行くと、すぐに脳外科にまわされました。その日は、神経学的検査に続いて行われたＭＲＩ検査だけ受けて帰りましたが、翌日、夫と二人で結果を聞きに来るようにと言われています。

次の日、夫と一緒に説明を受けたお母さんは、脳腫瘍という診断にショックのあまり声も出なかったと言います。その時のことを話してくれました。

「先生の話では、大樹の脳腫瘍は頭蓋の底にできており、なかでも最も治療が困難な軟骨肉腫という稀なもので、周辺の正常な脳や神経を傷つけずに腫瘍を摘出することは難しいということでした。でも、先生はそれに続けて、自分たちはこういった脳腫瘍の治療を専門としており、豊富な経験の蓄積があると言い、画像診断や神経内視鏡などの最新の技術を併用することで、大樹のような脳腫瘍でも安全な手術ができるようになり、高エネルギー放射線治療や化学療法なども必要に応じて使うことで、良好な治療効果が得られるようになってきたと言ってくれました」

朝から始まった手術が終わった時には日付が変わっていましたが、「すべて摘出できました」と言う医師の説明を聞いて、これで救われたと思ったそうです。

手術の後も大変でしたが、大樹君は傷が癒えて退院し、化学療法の副作用に苦しみながらも復学を果たしました。ところがようやく学校にも慣れた一年後に経過をみるために行われたＭＲＩ検査で、腫瘍は再発しているだけでなく頭蓋底に広く浸潤していることがわかりました。

担当の医師からは、「術前にも申し上げましたが」と断られた上で、腫瘍細胞が骨に浸潤しており、その部分の処置は十分にやったが、比較的早期に再発する可能性はあったと説明を受けています。

再び化学療法を行って一カ月後に再手術を受けましたが、完全には取りきれませんでした。それでも大樹君はがんセンターに移って化学療法を続けています。そして、半年後に経過をみるためにＭＲＩ検査をすると、今度は頭蓋底の少し離れたところに再発していることがわかり、大学病院で高エネルギーの放射線治療を行っています。しかし、それにも効果は見られず、腫瘍は増大し続けていることがわかりました。

発病以来二年間、大きな犠牲を払い、いろんな激しい治療に耐えてきた結果、ここで「緩和ケアに移る時期」と言われています。

がんセンターからの紹介状を持ってクリニックの外来を訪れた両親の言葉には、無念の思いが滲み出ていました。このような経緯で、大樹君の短い生涯の最期の二年近くの間、僕たちが訪問診療を行うこととなりました。

**後藤**　カルテを見ると、この年の秋から目の周りの痛み、痙攣《けいれん》発作など腫瘍の増大に伴う症状が出て来たようですね。それでも鎮痛剤、抗痙攣剤、副腎皮質ホルモン剤などを使って症状が落ち着くと、通学を続けていました。また週末には、しばしば田舎に住む祖母の家に連れて行ってもらい、祖父母の手伝いをして家畜に餌をやったり、作物を収穫したり、従兄弟たちと一緒に川遊びをしたりして楽しんでいたようです。

やがて、食べ物の飲み込みにくさを訴えるようになり、食事中にむせるようになりました。年が明けると嚥下障害はさらに進み、食欲も低下してきています。それでも気分のよい時には通学していましたが、春になると言葉が出なくなることがあったり、吐き気がひどくなったりして授業を受けることができず、医務室で横になっていることが多くなっています。登校を渋ることもあったようです。

**二ノ坂**　自由な校風の高校ですから、二年生の時にはまだゆとりがあったようですが、お母さんの話では、三年生になってからが精神的にも大変だったようですね。同級生はみんな大学に目指して目の色を変えて突っ走り始めたので、取り残されるという焦りから居ても立ってもいられない心境になったようです。

ある日、僕が往診すると、病室にしていた勉強部屋の中がまるで竜巻にでも襲われたような惨憺たる状況になっていました。居間のソファにちぢこまっていた妹さんの話では、大きな物音がするのでのぞいて見ると、大樹君がテニス大会でもらったトロフィーや優勝カップをラケットで力まかせに叩き壊し、県大会で優勝した時の写真や教科書を次々に引き裂いていたそうです。それから二階のベランダの柵に足をかけたのを見て、思わず悲鳴を上げると、こちらをゆっくり振り向いたんだそうです。その目付きが怖かったと泣きじゃくっていました。

あとから帰ってきたお母さんの話では、夏を過ぎた頃から精神的に不安定になって、イライラして自分の胸を叩いたり、髪の毛を引き抜いたりといった自虐的な行動が見られたそうです。勉強が手につかず、医師になろうという目標を見失ったようで、「字を見ても意味がわからない。テレビのキャスターがしゃべっていることが理解できない」、「生きていても仕方がない。こんな病気になったのが間違いだった！」などと言うことがあり、そのたびにお母さんは抱きしめていたそうです。そうするとワーッと泣いて、しばらくすると落ち着く、それの繰り返しだったようです。この頃から、だいぶ幼児返りが見られたようですね。

**後藤**　こういう状況に置かれた少年の激しい怒りに出会うと、我々も本当にたじたじとなってしまいますね。でも、おかしな言い方ですが、若者の怒りには何か健全なもの、ほとばしる生命力みたいなものを感じるんです。

私もテニスが好きで自分でもプレーしますし、世界の一流選手の試合の放送をよく観ます。もともとテニスというのは、格下の選手は自分のテニスをさせてもらえず、一方的に負けることが多い残酷なスポーツなんです。観衆も上位の選手の味方につくから、下位の選手は絶対的に不利な状況に置かれるんですが、そんな時、選手は絶望的な状況に猛烈な怒りをあらわにして、ラケットを叩きつけたり、へし折ったりするのを見ることがあるんですよ。大樹君の怒りにそれを思い出しました。

重圧感を跳ねのけて自分を取り戻そうとする気持ちかもしれない。そんなふうに理解して、受けとめたいのですが。

**二ノ坂**　そうかもしれません。彼の苦しみをなんとか受け止めたい、みんなそんな思いでしたね。

秋も深まってくると、顔面痛や頭痛はオピオイドと副腎皮質ホルモン剤でコントロールできて、落ち着きを取り戻したかに見えました。それでも、料理を手伝ったりしながら、「生きている意味がない。

僕が生きていれば、みんなに迷惑をかけるだけ。僕はよけいな存在だ」などと言うこともあったようです。僕たちも彼をなんとか慰めたくて、調子がいい日を見計らって、僕のオカリナの先生にも来てもらい、大樹君のピアノの先生と僕と三人でミニコンサートを何度かやったこともあるんです。大樹君も元気が出てくると加わり、暗譜で楽しそうにピアノを演奏することがありました。

**後藤**　年末にはがんセンターの主治医が訪問してくれましたね。この子に医師になるという夢を与えてくれた先生です。この若い先生の訪問がうれしくてたまらない様子で、「今からでも入れる大学に入ってリセットする。アイデアで勝負するからみんなをすぐに追い越す」などとまめらない口で、いろいろと話をしていたそうです。もともと他者に容易に心を開かない子で、入院中に介入した臨床心理士とはほとんど口もきかなかったそうです。

　中学時代からの二人の親友は、受験準備で余裕がないのか訪ねてくれなくなりました。それを一番淋しがっていました。

**二ノ坂**　年が明けると酸素投与を受け、吸引をしてもらいながらジュースやお茶を飲んでいましたが、むせることが多くなってきました。ろれつが回らなくなりましたが、母親が言いたいことを汲み取ってやっていました。ときどき起きる激しい手の震えには抗痙攣剤で対応し、顔面の強い痛みはオピオイドのテープと強力な鎮痛作用をもつ坐薬でコントロールしました。

　一月末には、日単位で数えなければならないことを家族に伝えました。入浴は家族だけでは難しかったため、シャワーキャリーを使用し訪問看護ステーションが介助していましたが、家族はすぐに自分たちだけで入浴させる方法を覚えました。学校に行くことができなくなって、一日中ソファに横になっていることが多くなりました。夜になると、父親が大樹君を二階の勉強部屋に抱いて上がって添い寝していますが、それを嫌がっているふうはありませんでした。

二月に入ると徐々に傾眠状態になってきました。しかし、母親の声は聞こえている様子で、かすかな首の動きで反応していました。

二月七日の午後十時に、口から血を吐いているという連絡を受けた看護師が、救急車を呼ぶつもりかどうか家族に尋ねました。「救急車を呼ぶと入院ですか」と訊かれ、「そうです」と答えると、「呼びません」とはっきり言われたそうで、僕が駆けつけました。

大樹君の表情は穏やかで右目を見開いており、声をかけると視線を合わせることができました。血中酸素飽和度が低下していましたので、酸素五リットルを投与しながら出血の状態に合わせて吸引を繰り返しています。呼吸は徐々に浅くなり、午前二時に停止しました。

死亡宣告をすると、家族から一斉に悲嘆の声があがりました。でも、みんなすぐに落ち着きを取り戻し、お風呂が好きだった大樹君を風呂に入れ、真新しいテニス・ウェアを着せ、愛用のラケットを持たせて納棺しました。

**後藤**　母親の悲しみの深さは察するに余りありますが、先日、久しぶりにクリニックのロビーですれ違った時は血色もよく、落ち着いた感じでした。ボランティア活動をされていると聞いていましたが……。

**二ノ坂**　そうなんです。大樹君が亡くなってしばらくは、食事らしい食事もせずに家に籠ったきりと聞いて、何度かお宅を訪問したものの、いつも口数少なく、表情も凍りついていました。大樹君のことを話すこと自体が苦痛という印象を受けました。

クリニックでは遺族が体験と思いを分かち合う会・あゆみネットが定期的に開かれていますが、お母さんが何度かの誘いに応えて参加した時は、大樹君が亡くなって二年が過ぎていました。お母さんは、大樹君亡き後、抜け殻のようになった自分のことを語った後、どのようにして立ち直れたのか、私たちに次のように話してくれました。

最近、夫の熱心な誘いで家族でサンフランシスコに行きました。夫がこの町にある大学病院に勤めていた一年間、家族みんなで幸せなひとときを過ごした町です。空港でレンタカーを借りて、当時住んでいた家の近くにあるテニスコートを訪れました。すぐ横にあるプロショップをのぞくと、大樹がレッスンを受けていたメリーさんという中年の女性コーチが、ガット張りをしている最中だったんです。大樹の最期の様子を話すと、ポロポロ涙を流しながら私をしっかりと抱きしめてくれました。それから時の経つのも忘れて、二人でその頃の思い出に浸りました。

公園を出て太平洋に向かって車を三十分も走らせると、ミュアウッズ国定公園に着きます。あの頃、樹齢千年以上といわれるレッドウッド（セコイアメスギ）の森の中を、みんなでよくトレッキングしたものです。ちょうど雨上がりだったので、森の中はレッドウッドが放つ芳香に満たされてすがすがしく、どちらを向いても、倒れ伏して朽ち果てようとする巨木の中から芽生えた若木の新緑が鮮やかでした。ふと木陰から大樹が現れてきそうな気が何度もしました。

夕方になって町に戻ると、家族でよく訪れたフィッシャーマンズウォーフやチャイナタウンといった観光地を回りました。派手な看板を掲げた店が軒を連ねる中華街のはずれに、場違いな感じでカトリックの聖堂が建っています。私は幼児洗礼を受けていますが、中学時代に親友をがんで失ってから教会を離れていました。でも、その日は吸い寄せられるように聖堂の中に入りました。それでもなかなか祈る気にはなれず、しばらくは翼廊をグルグル回っていたのですが、昔そうしたように、聖母マリア像の前にひざまずきました。そうしたら、自分でも驚いたんですが、心の中で固まっていた痛みが溶けていくようで、次から次へとマリア様に向かって話しかけていました。

「あなたは、なぜあなたの息子をあきらめることができたのですか。彼が死んだ後、どうやって生きてきたのですか」「なぜ？　あんなに生きるのが楽しくてしようがなかった大樹が苦しんで死ななければならなかったのですか」

どんな答えも得られない、自分の受けた大きな喪失感を乗り越えることはできないことも、はっきりとわかっていました。あたりは暗くなり始めていましたが、私は話し続けました。

「マリア様、あなたはいつも良い人でしたね。良い母親であることしかできなかった……」、「大樹をあなたにゆだねます。そちらでもあの子は良い母を必要としています。あの子は自分の身の回りのこともまだよくできないのです」。それから自然に祈りの言葉が出てきました。

聖堂の脇には教会付属の本屋があり、入口には新刊書が山積みされていました。ヘンリー・ナウエン[*]という司祭が書いた本があったのでそれを手にとって支払いを済ませ、聖堂の外で待っていた家族のもとに戻りました。この本は薄い本で、帰りの飛行機の中で一気に読んでしまいました。この短い話が、私に傾聴ボランティアとして働き始めるきっかけをあたえてくれました。

そこにあったナウエンのメッセージは、一言でいうと「苦しみを分かち合う」ことだと思います。苦しむ他者と出会い、共感し、いたわること。「苦しみと創造的に向き合う」こととありました。私は、この苦しみを避けずに、神からの賜物として大切にしていきたいと思います。

## 「私も包囲されてしまった」

相良艶子さん（二十八歳）は高校の音楽の教師でした。多忙な仕事の傍ら、自分の学校の他にいくつかのコーラスグループの指導者として活躍していました。明るい性格で、高校生からママさんたちまで大勢の人たちが慕っていました。

二年前の春から便秘がひどく、便柱が細くなったため近くの医院を受診してＣＴなどの検査を受けた結果、骨盤内にたくさんの腫瘤があり腹水が溜まっているということがわかりました。しだいにお腹の張りが強くなってきたため、大学病院で開腹手術が行われ、原発巣は大腸がんと判明しましたが、腹膜に広く浸潤しており、取り除くことのできる腫瘍はなかったということで、そのまま閉じられています。

その後、副作用に苦しみながら何回かの抗がん剤による治療を受けていますが、しだいに効果が乏しくなってきて、大学病院への通院をやめています。

二年後の真冬から嘔吐を繰り返し、激しい腹痛にさいなまれるようになりました。お腹の中に散在する腫瘍が大きくなってきて、食べた物が腸の中を通過しにくくなって起きた現象ですが、そのため艶子さんの不安感は増しています。そのような状態で、春の日差しが訪れるようになった頃に、母親と二人で初めてクリニックを訪れました。大学病院からの紹介状には、肝、肺への転移はなく臓器機能は良好なため、三カ月間の生存は見込めるとありました。予後は未告知とのことでしたが、本人は自分の病気のことはわかっているようで、できるだけ家に居たい、最期まで家で過ごしたいという思いを切々と語りました。

診察すると、腹部は大きく膨らんでおり全体に硬くなっていました。手術の時に上腹部の真ん中にできた傷は大きくはじけており、右下腹部の傷にはひとりでに小腸が口を開けてできた小腸皮膚瘻《ろう》がありました。そこにパウチと呼ばれる便を受ける袋が当ててあります。

食事も普通にできていて、顔色はよく表情は穏やかでした。手足は痩せ細っているものの立ち上がりや歩行はスムースで、日常生活に大きな支障はない状態でした。

＊『Henri J.M. Nouwen The Wounded Healer—Ministry in Contemporary Society (Doubleday Image Book. An Image Book) Image; Reissue 版』一九八七年（和訳は　H・J・M・ナウエン著（西垣二一、岸本和世訳）『傷ついた癒し人—苦悩する現代社会と牧会者』日本キリスト教団出版局　二〇〇五年）

後藤　それから先の経過を、カルテの記載を見ながら振り返ってみたいと思います。

春のお彼岸の頃からクリニックに通うことになっていましたが、予約の時間が過ぎても姿が見えないので心配していると、「母親の運転する車で家を出たが、近くの交差点付近で便を受ける袋がはがれて便が漏れてしまった。動転した母親が車を電柱に接触させてしまいました」と電話で連絡してきました。

そこで看護師二人が車で迎えに行き、自宅まで連れ帰って着替えを手伝いました。両親は艶子さんが三歳の時に離婚したので、母親と二人でタウンハウスに住んでいました。傷の処置中、艶子さんは焦りの色をにじませて、「怖くて傷を見たことがなかったけど、今じゃお腹が大きく膨らんでいて傷が見られない。自分で処置しようとしても方法がわからないので、専門の看護師に来てもらっていたの」と一気に言うと、「こういうことがあると、外出するのが怖くなる。買い物やカフェに行くのが好き。友人と外で食事して、好きなものが食べたい。……まだまだ行きたい所もあるのに」と泣きながら訴えていました。それでも処置が終わる頃には泣きやんで、笑顔も見られるようになっています。

桜の花盛りの頃にやって来た時には憔悴した感じで、「先週は四日間続けて花見に行って楽しんだけど、ちょっと疲れました。今日から徐々にお腹の張りが強くなって腰が重たく感じられる」。小腸皮膚瘻からは便汁しか出なくなり、洗面器三分の一程の黄色い液体と食物残渣を吐いたそうです。でも、その翌日に往診した時には、「便が出るようになって、きつさ、だるさ、腰の重さもとれました」と、ほっとした様子で語っています。

二ノ坂　彼女の場合は通過障害が起きるとお腹が張ってきて吐いて苦しみ、通り始めるとまた食べられるようになって元気になる、ということを繰り返していましたね。

艶子さんの闘病歴を振り返ってみて、僕がいちばん心打たれるのは、その行動力とバイタリティです。若い女性が腸瘻の処置を自分でしなければならなくなる、それだけでも心理的にも大きな負担だと思います。艶子さんも初めてパウチから便が漏れた時は動転していましたが、慣れると自分でパウチに溜まった便を処置できるようになって連日のように外出しています。

**後藤** それはひとつには艶子さんには、体力もあったからだと思います。私が腸瘻で思い出すのは、自分自身がクローン病で八回も大手術を受けたレーチェル・レメン医師のことです。

再発がんのコンサルタントとして活躍するレメンは、全米ベストセラーとなった著書『My Grandfather's Blessings』(Riverhead Books 2001) の中で、二十代の終わりに腸瘻を造設された時に味わった恥ずかしさと疎外感を赤裸々に語っています。人工肛門のパウチに溜まった便を自分で処理できるようになって、落ち着きを取り戻した下りも印象的でした。

**二ノ坂** 四月の中旬になると、艶子さんは時々嘔吐しても外出し、外食を楽しんでいました。そんなある日、僕が往診すると、コタツに入ってテレビで、五島列島から始まる五嶋みどりの全国縦断ツアーの録画を観ていました。

「みどりさんは長崎の爆心地や太宰府天満宮、西本願寺、福島の避難所となった小学校の体育館などあちこちでバイオリンを弾いていたけど、五島の教会がいちばんよかった。うちは祖父と祖母の代に五島から福岡に出てきたと聞いたことがあるけど、二人とも私が小学校に入る頃に死んでしまったから五島のことは知りません。五島列島に行きたいけど、行けるかなあ。向こうで何かあったら心配かなあ」、とこの時、五島に旅することを考えていたようです。

四月末に往診した時には、小腸が皮膚の表面に口を開けた部分の周囲に肉芽が盛り上がってきて、口が狭まっていました。処置中に腸蠕動《ぜんどう》が亢進してきて腸内圧が高まると、瘻孔からガスと便が噴出するような感じで排泄されていました。若い女性にとって、とてもつらいことだろうと思いますが、本人はいたって元気な様子を見せ、「今夜は職場の同僚とドイツの合唱団のコンサートに行ってきます。あの人たちの声量はすごいから、ガスの音や腸の蠕動音が気にならなくていいかと思って」と落ち込んだ様子は見せませんでした。

五月に入ると、五島列島旅行の話が具体的になり、僕は現地の医師と訪問看護師をさがし出して連絡し、緊急時の対応を依頼する一方、この状態で飛行機での旅行が可能かどうか、検討しました。その結果、飛行中の気圧の低下によって腸管の膨張が起こり、症状が悪化する可能性があると考え、この旅行はキャンセルするように説得しました。艶子さんは素直に聞き入れてくれましたが、「今回行けないことも悲しいけど、これからもずっと行けないんだと思うと……」と言って涙を見せ、看護師が「飛行機に乗らなくてもできる旅行を考えましょう」と慰めていました。

五月の下旬に、夕方からお腹が硬く張って痛みが強くなってきたが、鎮痛剤の坐薬も効かないと電話がありました。往診すると「横になると具合が悪い」と言ってベッドの上にあぐらをかき壁にもたれかかっていました。即効性の医療用麻薬を舌下に入れて、翌日の午前二時過ぎにようやく寝入りました。

処置中、母親には居間で仮眠してもらい、落ち着いたところで起こして帰ってきました。

梅雨入りした頃には、お腹は臨月のように膨らみ、「これからどうなるのか考えると怖い」と泣きながら訴えました。「病気が進んで、今摂っている栄養のほとんどが腫瘍にいっていると思う。方法としては、まず数日間まったく食べずに点滴を行うことかなと思う。なかなかいい方法がなくてごめんね。今の苦痛をできるだけとっていくようにするから」としか言いようがなかったですよ。

それでも数日間で元気を取り戻すと、梅雨明けの猛暑のさ中に、母親の運転する車で島原半島一周の旅に出掛けました。この時も僕は、現地の医師と訪問看護師をさがし出して連絡し緊急時の対応を依頼していますね。帰ってきた翌日にはクリニックに来院し、艶子さんがネットで予約した民宿に二泊して、雲仙地獄、島原城、それから幕府軍と戦った地元民三万人近くが追い詰められ虐殺された原城址などをまわって来たと報告してくれました。

艶子さんが別室で看護師から処置を受けている間、僕はお母さんに診察室に入ってもらって旅行中の様子を聞きました。艶子さんはずっと元気で、原城址では憑かれたようにあちこちを見てまわって半日を過ごしたそうです。お母さんは、彼女が自分の運命をはっきり悟ったように見えたと言います。

「あの子は『私も包囲されてしまった』と本丸跡の暗い木立の中を歩きながら言ったんです。返す言葉もなく肩を抱いてやると、『でも、私の行くところは決まってる』と言って、キラキラ光る天草灘を指差したんですよ」

その数日後に往診した時のこと、玄関に入ると母子《おやこ》の会話が耳に入りました。

「発狂していい?」、「もういいよ」というお母さんの言葉に続いて、タオルを口に当てた艶子さんが思いっきり「ワーッ」と叫んだんですよ。僕は涙がこぼれそうになりました。

この頃、艶子さんにはタウンハウスに二人きりという生活から生じるストレスが募ってきたように見え、お母さんには介護疲れも見えたので、二人に少しの間休息を取ってもらおうと、艶子さんに都心の病院にお盆過ぎから十日間という少し長めのレスパイト入院をしてもらっています。彼女は、この間になじみの店や新しくできたショッピングセンター、喫茶店や飲食店などを次々に訪れて楽しんだようです。

自宅に戻ってきた艶子さんは「みんな良くしてくれたけど、母といる家のよさがわかった」と言っていました。

夏の終わりに、食べたいけど食べられない艶子さんを励ますために、遅い夏祭りをしようという声がスタッフの間からあがりました。食べたいものを聞いて管理栄養士が負担にならない献立を考え、艶子さんと一緒に台所に立って料理をしました。この時は、艶子さんが自分で作った鶏の唐揚げまで食べることができて、みんなを驚かせています。

そしてその時、艶子さんは母親に感謝の手紙を手渡しています。どんな内容だったか知る由もありませんが、それに目を通したお母さんの本当にうれしそうな顔がすべてを物語っていたように思います。

**後藤**　秋の初めのある朝、「小腸皮膚瘻からの排液や排ガスはほとんどなくなり、一日中嘔気・嘔吐が続いています。仰向けに寝られないので夜間もキッチンのテーブルに突っ伏しています」と母親から連絡がありました。その時訪問した看護師は、「全身倦怠感と嘔気をなんとかしようと、即効性の医療用麻薬を舌下に入れるよう言ったのですが拒否するんです。『どうにかならないの？』と、あの大きな目からポロポロ涙をこぼしながら訴えるんですよ。どうしたらいいのか……」と、その日の夕方、一緒に往診に向かう車の中でつらそうに話していました。

玄関の戸を開けると、艶子さんはゆっくり立ち上がってトイレに行くところでした。それからベッドに戻って来ると横向きに寝て、「どうにかして！　気力がなくなると終わりだと思って、なんとか頑張っているけど、もう限界」と一気に苦痛を吐き出しました。痩せ方はいっそう進み、腹部はさらに膨れて盛り上がってきていました。診察を終えて、痩せ細った腕から静脈を探しだして生理的食塩水で希釈した副腎皮質ホルモン剤を注射しながら、私は不覚にも涙がこぼれました。それをじっと見上げていた彼女は、「私のために泣いてくれるのね……。許してあげる！」と、カラリと言って目をつぶると、「泣いている神様の顔が浮かんだ。あなた方の目からこぼれ落ちる涙に……」とつぶやいているのが聞こえました。そして、切れ切れに「神様は……ひどい方じゃない。神様は……私のために泣いてくださるんだ」と言ったんですよ。

ニノ坂　その翌日の朝には意識レベルが少し低下し、血圧も下がってきて、僕が夕方に往診すると眠っていました。声をかけると目を開けてささやくような声で、「今、自分がどこに居るのかわからない。どういう状態なのかもわからない」と言っていましたが、彼女の希望で入浴してもらうと、「気持ちよかったー」とうれしそうでした。それから「喉が渇いた」と言って、水とサイダーを母親に持って来てもらうとゴクゴク飲んで寝入りました。

後藤　十時頃、体位変換しても反応がない、体動もないということで私が往診しました。枕元のオーディオからはシューベルトの「冬の旅」が流れており、母親が手を握っていました。

「わかっているね」と声をかけ、頭を撫でるとそれに答えるように右手を動かしました。

真夜中になって、一番頼りにしていた看護師の到着を母親が告げて「わかるよね」と言うと、目を見開いてその看護師を見つめて上体を傾け、「アーアー」と何かを言おうとしました。その看護師が、「何か言いたいことがあるのね」と言うと手を動かし、再び声をあげました。

それからお母さんが耳元に口を寄せて、「艶子、ありがとう。お母さんのことをいつも心配してくれてたね。お母さん大丈夫だから、安心して。大丈夫よ」と言うと、ホッとしたような表情を浮かべて身動きしなくなりました。呼吸は間もなく下顎呼吸から努力呼吸に変化し、間隔が延びて〇時三十分頃に停止しました。

後藤　艶子さんが亡くなって半年後に、お母さんに「ボランティア養成講座」に出席してもらい、研修生のために艶子さんの闘病の様子を語ってもらいました。

「本人が希望した自宅での看取りをやり遂げました」と言うと、何としても病気を治したいと病院めぐりを繰り返したことに始まり、頼りの制がん剤も効かなくなって副作用ばかりが目立つようになり、残っている時間は少ない、この子はもうすぐ死んでしまうと悟ってから望むような生き方をさせたいと決心するに至った過程を話してくれました。

それでも「緩和ケア」のケアという言葉に抵抗を感じたため、希望が持てないままなんらかの治療を求めて病院外来に通院を続け、また何度もＥＲ（救急救命室）に駆けこんだそうです。大学病院は別のオプションがあることを教えてはくれなかったそうで、インターネットで情報を得た艶子さん自身が当院にコンタクトしてきました。私たちが往診を始めたのは、亡くなる半年前のことでした。

**二ノ坂**　家に帰るのが遅すぎる！　何度もこれを繰り返さねばならないのが残念です。帰って来るのが遅ければ遅いほど状態も悪くなっている。患者さんもゆとりのない状況でしたいと思うことを叶えるためには、家族もそれを支えるボランティアも大変です。

「患者は家に帰りたがっている」という前提で、医師は何ができるか考えてほしいですね。

**後藤**　艶子さんはショッピングに精を出し、美味しいものや季節の花を求めて絶えず出歩くことを何よりの楽しみとしていました。病気が進んでからも仲間とつながっていたいという思いが非常に強いようで、友だちと誘い合っては出かけていましたね。最後の最後になっても、不自由な身体で音楽会や旅行に出かけずにはおれないという感じでした。私はこういった若い人の姿勢を、半ばあきれて見ていました。だけど、ボランティア養成講座でのお母さんの話を聴いて、行きたい所に行って、食べたいものを食べ、精一杯楽しんでいる自分の姿を残さねばならないというその切迫感がどこから来ていたのかわかりました。艶子さんの思いは自分の欲求をとことん満たすことだけじゃなくて、常にお母さんにも向けられていたんですね。どこかに出かけるたびに、幸せいっぱいの表情で撮った写真をたくさん残しています。

二ノ坂　僕はずーっと「今時の若者は……」といった物言いが嫌いだった。大人が自分の価値観、望ましい在り方を押しつけてはいけないと思うんです。彼らの表に出た言動からどれだけ本当の気持ちが推し量れるのかと言いたい。艶子さんのように死を間近にした若い人の思いと行動は激しく、ときに僕たちの理解を超えることがあります。出掛けたい所に出掛け、友だちと食事をしておしゃべりを楽しむのが望みなら、多少無謀に思えても、それを支えるのが僕らの役目ではないでしょうか。

後藤　私たちに必要な最も基本的な心構えは、自分の理解を超えたことにも心を開き、そういった状況下で人に寄り添おうとすることなんでしょうね。ときには、病気を治せないばかりか苦痛も十分にとってあげられないような状況で、避難所としての役割を果たさねばならない。時間が止まったように感じられる息苦しい場面で私たちにできることと言えば、共に居て涙するしかない……そんなことも少なくないですね。

# この世を超えて

## 「死後のことを聞きたい」

松田敏孝さん（六十八歳）は再発した胃がんが腸閉塞を起こしている患者さんです。四月上旬に妻に付き添われて初めて当院の外来を訪れました。

その前に、大学病院で二回手術しています。その時は、手術ができれば十二時間かかると言われたそうですが、開けてみると取りきれないところがあるためすぐに閉じています。その後は抗がん剤投与を二クール受け、放射線治療もしていますが「治らなかった」と、それまでの経緯を話した後、現在の状態を「食事が入らない。今朝は嘔吐した後、人工肛門から五回に分けて多量の排便があり、その後スッキリして吐き気、嘔吐、腹痛はなくなった。そうするとお腹が空く」と話してくれました。

上腹部に固い腫瘤が縦に二個並んでいますが、お腹が張った時はもっと大きく、今は小さくなったとのこと。反復する腸閉塞症状はがんが腹膜に散らばって育ち、腸を圧迫しているためと考えられます。

二ノ坂　暗い顔して松田さんはポツリ、「大学病院にも見放された。ただ死ぬのを待つだけはきついよ……」

と言い「一カ月に一回、大学病院に来るように言われたが、見放されたのに行く必要はないと思う」と吐き捨てるように言うのを聞いて、当院でフォローし、必要な時には大学に紹介するということを伝えました。

**後藤**　四月の中旬に来院するなり、時候の挨拶など一切抜きに、次々に質問されました。

「治す薬がない以上、何をしても同じで死を待つだけじゃないか」と言う松田さんに、「その間の生活の意味を見つけましょう」と言うと、さらに「痛くなって吐いて、クリニックに電話しても何もできないのでしょう?」と言うので、「点滴をしたり、腸の動きを止めて痛みを鎮めたりすることはできるかもしれませんね」と答えました。

松田さんは、自分の置かれている現実を受けとめながら、少しずつ前に進もうと努めているように思われました。

四月下旬になると腸閉塞症状が頻回に生じるようになったので、食事量を制限し、中心静脈栄養なども検討しなければならないと判断しました。しかし松田さんは「自宅は犬小屋だから」と言って往診を拒み、あくまで自分で車を運転して外来通院を続けようとしました。

松田さんは静脈が出にくい人でしたが、針がうまく入らないと、看護師に本気で怒っていました。その後ろで、奥さんは「人を見る目が厳しく、身勝手な人」と洩らしていました。彼女は腰が悪く、立ち居振る舞いもゆっくりとしているため、初めは介護力には期待できないのではないかと思っていましたが、蓋を開けて見ると、文句ばかり言う夫の介護を最期まで淡々とこなしてくれましたね。

**二ノ坂**　ゴールデンウィーク直前に来院した時に、栄養状態はさらに悪くなって強い倦怠感を訴えていたので高カロリー輸液を勧めましたが、「病院に入院中に隣のベッドの人にカテーテルが入れられたが、三週間で亡くなった」、「自分にも病院の医師が頸部からカテーテルを入れようとしたが、二回とも入らなかった」など不信の念をあらわに、キッパリと拒絶されました。

この時、余命について質問があったので、「三カ月から六カ月くらい」と伝えると、「もっと生きたかったのに……」と言葉を失ったふうでした。

**後藤**　そんな状態でも、五月中旬には「力を振り絞って来たよ」と車を運転して一人で来院されました。「自宅では歩くのも難しく、トイレには女房に起こされ、支えられて這うようにして行っています。食事は流動物しか通らなくなりました」とささやくような声で言いました。顔色は悪くないのにひどく痩せており、はじめ二個だった上腹部の腫瘤は癒合して大きくなっていました。

帰りに相談室に寄って、「きつくなってきたね。早く死んだほうがいいと思う。きついだけで生きてる意味がない。ホスピスには入院せんでよかった。入院したらお金がもったいなかった」と言った後、介護保険について質問し、相談員が、介護保険を利用した場合のベッドやマットのレンタル費用を説明し、自費レンタルもあることや、ケアマネジャーや業者を当院から紹介できることを付け加えると、「介護認定が決まった時にはもうこの世には居ないからね」と苦笑してそのまま帰りました。

**二ノ坂**　五月下旬に来院した時に「昨夜腹痛があったが、医療用麻薬一包で治まらず、もう一包追加して落ち着きました。便もガスも出ません」と訴えるのを聞いて診察すると、腸の動きもなく、お腹が張っていました。また腸閉塞が悪化していると判断し、了解を得てその日から経口摂取を止め、中心静脈栄養を開始しています。

その翌朝往診すると、奥さんが「夜中に私が先生に何度も電話しようとしましたが、ダメだと怒るのでできなかったんですよ」と言われるのを聞いて説明を求めると、松田さんはかすれ声で「昨日は歯科治療を受けてから妻の買物に付き合ったらひどく疲れ、夕方から腹痛とお腹のゴロゴロがひどくてたまらなかった。夜の七時から医療用麻薬を四回飲んだが、まったく効かなかった。真夜中になるとお腹の張りも強くて、強くて……。早くお迎えが来てほしいと思うほどだった」と言います。

数日後に往診すると、「痛みはそれほど強くない。飴玉は一日十個くらい食べている。もうこのまま食べられないのかな。水も飲めないで……、ずっとこのままなのかな。食べる夢ばかり見る。痛い時はもう死んでもいいと思うけど、痛みがなくなれば、もう少し長生きしたいと思うようになる。あと一、二カ月間、こいつと一緒に過ごしたい。入院しなくてよかった」と奥さんを見ながら言うと、「食事はダメと言われても、タバコまでは止められん」と言ってタバコをふかすのを見て、空腹感を抑えるためにスープを飴玉大に凍らせたものを作ってもらい、それをしゃぶってもらうことにしました。

月末に往診すると、痛みがぶり返し強まっていました。奥さんが「夜中から痛みが強くなり、転げ回ったり、頭を振ったり、コタツを蹴飛ばしたりしていました。連絡しようかと思いましたが、来てもらってもすぐに治まるわけじゃないと思って控えました」と言うのを聞きながら、松田さんは「またあの痛みが来るんじゃないかと思うと嫌だね。もう殺してくれと思うほどだった。夜が怖い」と言います。

この時点で、塩酸モルヒネの持続注入を開始しています。

後藤

その数日後に私が往診すると、布団《ふとん》の上に起き上がってテレビでサッカー中継を観ていました。塩酸モルヒネを持続注入するようになってから痛みは著明に改善し、表情も生き生きしています。トイレから妻の肩に手を置いて杖歩行で戻り、ベッドに倒れ込んでいましたが、「奥さん、腰が悪いのにすみませんねえ」などと、冗談めかして感謝の気持ちを表す余裕も出ていました。その後、咳をしてゼロゼロ言いながら「先生、口からではダメですか。……午前中に舐めるような程度で」と言いながら、タバコを二本喫いました。

それから、改まったように座りなおすと、「銀行にも行かねばならないし、私の死後を含めたいろんな手続きをしたり、歯の治療もしたいので、中心静脈栄養を日中休みたいんですが。今日はこれから少し寝て、十時に菩提寺に行って坊さんに会って今後のことを頼むことになっています。それから銀行に行って名義変更し、携帯電話の店にも行かなきゃならないんです」と言いました。

さらにその数日後、松田さんのお宅に行き、玄関に入ると、ご夫婦の会話が聞こえてきました。

「今月いっぱいもたんだろう」

「こればっかりは誰にもわかんないからね」

「もう、死んでもいい」

「私をおいて逝かないでね。寝息も立てないで寝ていると心配。鼾をかいて眠っている時が一番安心する」

そんな二人の会話が途切れずに続き、穏やかな雰囲気でした。

**二ノ坂**　先生が往診された数日後の深夜に激しく嘔吐し、夜中過ぎには強い腹痛を訴えるようになったと電話があり往診の支度をしていると、また、「呼吸がおかしい」と電話があり、午前二時過ぎにクリニックの看護師が到着し、呼吸停止を確認しました。

松田さんは最期まで食べたい、生きたいという思いの強い人で、奥さんに文句ばかり言っていましたが、残される人に対する思いやりがあったように思います。金銭感覚がしっかりした現実的な人で、苦痛が強くなってからも「やたらにクリニックを呼ぶな」と奥さんを叱るなど、強い自制心をもった人でした。終末期になると一日持続注入となっていましたが、カテーテルへの接続をはずして外出し、身辺整理も進めていました。

死後のことを訊きたいと言うので、看護師が付き添ってクリニック近くの山の上にある菩提寺に行きましたが、実際に寺で話したのはどのような法要をすればどのくらいの費用がかかるのかといったことだったようですね。

**後藤**　お寺で住職と、自分が死ぬことについてなど、思索的なことをじっくり話をしたわけではないようですね。でも、自分の法要を頼んだことで、死を受け入れることができたんじゃないでしょうか。山の上にある菩提寺から自分が暮らしてきた町を眺めながら、安らぎが得られたのではないでしょうか。

## 桜の花びら

柿丸健司さん（七十四歳）は九人きょうだいの真ん中。きょうだい仲も良く、「自分が親の面倒を見たので、みんなが恩返しをしてくれる」とうれしそうでした。そして、大きな船の機関士として半生を過ごした自分のことを、「僕は機械のお医者さんだった。異音がしたらどんなに熟睡していても飛び起きる。そして聴診器で機械の音を聞くんです」と話していました。

白血病でしたが、亡くなる三週間くらい前、お茶の時間に往診したところ、柿丸さんは最中を食べながら「幸せやねえ」としみじみ言い、「食事がよく入り、体重が五七・四キロにまで増えたのでダイエットを心がけている。命の終わりが間近なのにダイエットなんて笑っちゃいますけど……」と自身の状態については、よくわかっておられるようでした。

**二ノ坂**　柿丸さんは四年前の秋に骨髄異形成症候群から急性骨髄性白血病に進展し、余命一カ月から六カ月と告知されています。その時、無菌室の中で、抗がん剤を使わずに残された時間を自由に過ごしたいと思われたそうで、十日間で退院しています。そして、「死は避けられないが、何もせずにただ死を待つわけにはいかない」と、得意の陶芸の技術でランプシェードを作ろうと思い付き、それから毎日ひたすら桜の花びらを刻み続けるようになったそうです。

翌年の春には骨髄の九三％を異常細胞が占めるようになりましたが、その後も状態は安定し、時々、都心の総合病院で輸血をしていました。その翌年には敗血症、肺炎などで数週間入院していますが、二週間ごとの総合病院への通院で輸血しながら陶芸を続けていました。

その翌年の正月明けに総合病院の地域連携室からの依頼を受けて、僕が初回の往診をしました。その頃は、終日、自室で過ごしていました。手洗いをし、マスクを着用して入室して、「どこで見極めをつけるか、いつギアチェンジするか」についても話しました。以後、月一回の往診としました。

**後藤**　春の初めに私が往診した時には、「総合病院の血液内科でフェリチンが蓄積している。下げる薬があると言われたが、終末期の自分にそれを使う意味があるのかと思って止めた」と言っていました。その後も総合病院に通院して赤血球や血小板の輸血をしています。

夏の初めに往診すると、部屋はランプシェード、皿、カエルなどの陶芸作品で溢れていました。柿丸さんは「桜の花を一枚刻むごとにお世話になった一人一人の顔が浮かんでくる」と言い、「入院中に白血病やがんで闘病生活をしている多くの人の壮絶な生き方に接したが、なんと声をかけていいのかわからなかった。この人たちの心の闇に一瞬でもいい、小さな明かりを灯せたらと自作のランプシェードの展示を思い立ちました」と話してくれました。

それから夏の終わりまでに区役所、総合病院、それに、にのさかクリニックで「癒しの灯り展」を開催しています。

**二ノ坂**　この年の秋から冬にかけてすべての血球成分が減少した結果、貧血や出血傾向が出るとともに、胆のう炎や肺炎などの感染症が頻繁に起きて、入院を繰り返すようになっています。最後の春に、本人が「帰るのは今しかない」と決断し、主治医に断わって三日後には退院しました。実は以前、当院で彼のお兄さんの看取りをしたことがあるのですが、その最期のことを「満足できる看取りだった」と言っています。その経験が、彼の決断を後押ししたのでしょう。

本格的な春が来る頃、体調は徐々に安定しましたが、「今までは〝今日を生きる〟だったが、退院してからは〝今を生きる〟と考えている」と気持ちを引き締めているようでした。

ゴールデンウィークに入る直前、これからのことを話したいと言うので、夜に時間を取って出掛けました。その時、「一日、一日とは思っているけど、これが半月、一カ月続くとは思わない。そういうふうに体がなってきていることを自分で感じる。最期まで尊厳を保ちつつ、柿丸健司らしく自然なままで静かに逝きたい。何があっても救急車は呼ばないように妻には言ってある」と話していましたが、その言葉どおりに数日後の早朝、柿丸さんは静かに息を引き取りました。

病気発見から四年。柿丸さんは初めから手術や化学療法は拒否してきました。急性骨髄性白血病の自然歴と言えるでしょう。

**後藤**　血液疾患固有の症状やさまざまな合併症に苦しみながら、避けられない死を見据えて自然体で生きたのは素晴らしいことですね。

在宅ホスピスの風景ー１１

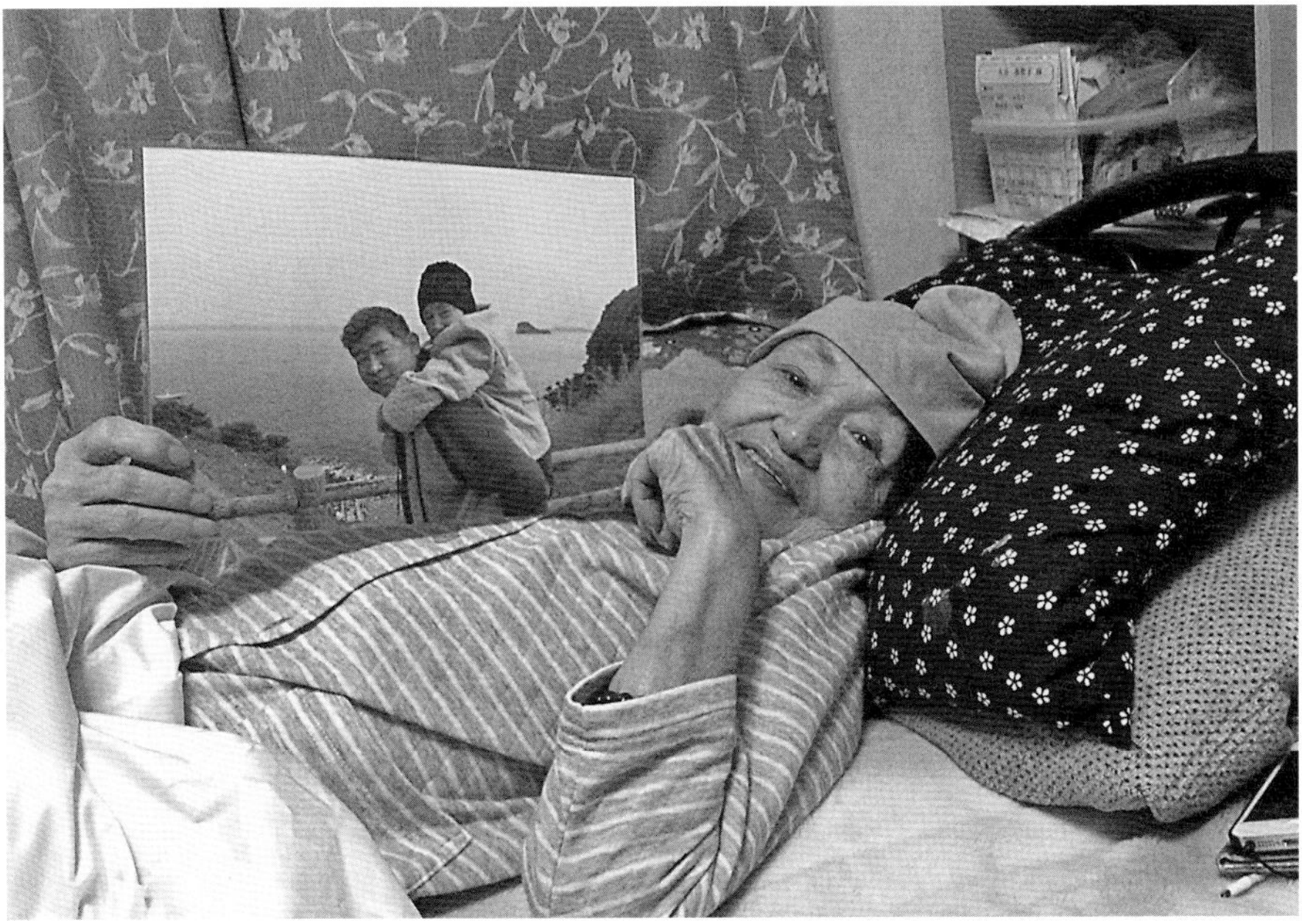

# 雲雀

朝倉春雄さん（八十六歳）は元中学校の音楽教師、ピアノの腕前は相当なものだったそうです。昔、教会でオルガニストとして奉仕活動をしていたために、朝倉さんの情報は近所の人たちから牧師に寄せられました。独り住まいの朝倉さんが弱ってきてから、近所の人たちはいろいろと気遣っていましたが、みんな、彼の真意を測りかねていたようです。

たまたま牧師の義弟が当クリニックの職員だったので、クリニックからの往診の可否を検討して欲しいという依頼がありました。それで、クリニックの看護師が牧師、区の包括支援センターの担当者と共に閑静な住宅街にある朝倉さんの自宅を訪問しました。

その時、朝倉さんは下着姿で床に転がり、眼をつぶっていたそうです。血色は良く、呼吸状態も安定しているが動けない状態。オムツを付けているが腹がパンパンに膨らんでいて、オムツを交換する時に見ると両側の肩、太腿の外側に褥瘡を作っていたそうです。

水分や食事が摂れていない様子だが、がんの末期ではないという印象。病院に診察を受けに行くように言っても、言下に拒否し、往診の提案には返事しない。食卓の傍の壁に貼ってある連絡先一覧には真っ先に〈患者の権利オンブズマン〉の電話番号が上がっていたそうです。

二ノ坂　その翌日、僕が往診し、応急処置をしたうえで救急病院に入院させています。予め、僕が近所の住民から聞いた話によると、独居で周りの人とのつき合いがない。二週間ほど前に町内会費徴収のための電話をかけたら、「腰が痛くて動けない」と拒否。その数日後に敬老の日のお祝いを届けたいと電話した時に初めて、「動けないので、買いものを頼みたい」と依頼があった。しかし、玄関先にメモとお金が置いてあって、家の中に立ち入らせなかった。以後、近所の人たちが二日おきに様子を見に行ったが、ある日、台所で倒れていたので救急車を呼んだ。しかし、病院に行くことを本人が頑強に拒んだので、搬送できなかった。そんなことが二回あったということでした。

僕と看護師とソーシャルワーカー、それにケアマネジャーが加わって訪問することにしました。朝倉さんの家の前には近所の人たち三名が待っていて、挨拶を交わしていると、町内会長が到着しました。

家の中に入ると、朝倉さんはリビングの床に、大きなしみのついたシャツとリハビリパンツという姿で横になっていました。声をかけて訪問の目的を告げても目を閉じたままで何も言いませんでしたが、頷いたり、首を振ったりして意思表示はしました。ケアマネジャーがお茶を勧めたのですが、それを身ぶりで拒みました。

後藤　あの頃、私はにのさかクリニックに移ったばかりで、時々、先生の往診に同行していました。朝倉さんのこともよく覚えています。話の糸口を捜して私があたりを見渡すとどこも埃だらけで、グランドピアノもうっすらと埃をかぶっていましたが、部屋はきれいに片付いていました。壁際のCDラックにはたくさんのCDが並んでおり、ほとんどが夭折したグレン・グールドという天才ピアニストのCDで、本棚にも多数の楽譜と一緒にグールドのレーザーディスクが何枚も並べられているのが印象に残りました。

それで、「グレン・グールドがお好きなんですね」と声をかけてみましたが、返事がありませんでした。食卓には黄ばんだ『夏目漱石全集』の一冊が置いてあり、開かれていたページには「草枕」のタイトルが見られました。

## 二ノ坂

僕が聴診器を当てようとすると、ゆっくりした動作で手を払いのけようとしました。あちこちに褥瘡ができていて、下腹部が異様に膨らんでいるのがまず目につきました。体温、脈拍、血圧、酸素飽和度などを測定する時には抵抗せず、血圧がやや低いこと以外には異常がないことが確認できました。

看護師がタオルを捜し出して、声を掛けながら、手や顔をおしぼりで清拭したあと、和室に布団を敷いて、朝倉さんをタオルケットに包んで数人がかりで移して処置をしました。

導尿すると、リハビリパンツ四枚分もの多量の尿の流出があり、膨れて盛り上がっていた下腹部は見る見る平坦になりましたが、処置に抵抗する様子は全くありませんでした。抵抗する力もほとんどなかったんでしょう。導尿終了後、陰部を洗浄し、リハビリパンツを交換し、ズボンをはかせて、ひと呼吸おいてから全身を清拭し、シャツも交換してポロシャツ着替えさせましたが、その時開けたタンスの中はきちんと折りたたまれた清潔な衣類が、きれいに収納されていました。

しばらくすると突然パッチリと目を開け、「涼しい」とはっきりした口調で言いました。それで僕が「救急車を呼ぶよ」と言ったが返事がありません。もう一度繰り返すと、今度は頷きました。

わずかな身の回りの品と一緒に食卓の上にあった『漱石全集』の中の一冊を抱えて救急病院に到着すると、担当医が「しばらく入院して元気になったら、いろいろ相談しましょう」と言うのを聞いて、朝倉さんは頷いていました。すぐにソーシャルワーカーと町内会長夫妻も顔をみせています。ところが、五日後に救急病院から死亡したと連絡が入ったから驚いたんですよ。担当医に死因を尋ねると、画像診断や詳しい検査は一切拒否したのではっきりとした病名は最後まで付けられなかったが、血液データは高ナトリウム血症や腎機能障害などを呈しており、「めちゃくちゃな状態」だったということでした。

それから、思い出したように、「意識障害が進行してから、うわ言のようにヒバリ、ヒバリと何度も言って、その時は口元がほころんでいるように見えました。何か心当たりがありますか」と訊かれたんですが、その時は特に思い当たることはありませんでした。

**後藤**　私は、朝倉さんが救急病院にまで大事に抱えて行ったのは漱石全集の中の一冊だったという話が心にひっかかっていました。『草枕』に「雲雀」のことを書いた一文があるんですよ。

「のどかな春の日を鳴き尽くし、鳴きあかし、また鳴き暮らさなければ気がすまんとみえる。その上どこまでも登って行く、いつまでも登って行く。雲雀は屹度雲の中で死ぬに相違ない。登りつめた挙げ句は、流れて雲に入って、漂うているうちにかたちは消えて無くなって、只声だけが空の内にのこるのかも知れない」という一文です。

死が間近に迫ったグレン・グールドの枕頭台の上にも、『聖書』と漱石の『草枕』が置かれていたというエピソードが残っているんですがね。その理由が、少しわかるような気がします。

以前、私はグールド自身がラジオ放送のために吹きこんだ草枕の朗読を聴いたことがありますが、英訳された漱石の文章の格調の高さと彼の朗読の見事さがあいまって、聴いていて身震いするほど感動したことがあるんですよ。グールドは、三十代の初めに演奏会活動を止めてひたすらスタジオに籠って録音に専念しています。そして、それが明け方にまで及んでも、彼が口にするものはサプリメントとミネラルウォーターくらいのものだったそうです。漱石の描く「雲雀」に、不純なものをすべて絶ち切って「北の精神」と彼が呼ぶ絶対的美の世界に没入している己の姿を見たのでしょう。

**二ノ坂**　そういうことですかね。僕は、連絡先一覧に真っ先に〈患者の権利オンブズマン〉の電話番号が上がっていたのが気になっていますけどね。

**後藤**　それについては、もちろん推測ですけど、強制的に入院させられるのを拒むことのできない日が来て、医療側のペースでことが運ばれ、延命治療をされるのではないかと恐れていたのではないでしょうか。

レーチェル・レメン医師は世間に増大している〝正しい死に方〟という信念について次のように批判しています

「それは計画に則った死で、皆にさよならを言い、すべての約束を果たし、すべての衝突は解消され、皆がしまいには愛されていたのだということに気付くといったものだ。確かに、時にはこんな風に進むこともある。しかし人生がこんなに整然としていることは滅多にない。人生は情熱的で神秘的である。それは自分流に物事を片付けるやり方を持っている」

「大きな価値のあるものはギフト用の包み紙につつまれて来る訳ではない。死が残忍で醜悪でさえあることもあるが、すべての死が深い意味をもっている。ほんとうに死に心動かされた人は独自のやり方で、自力でその意味を知るだろう――自分自身に失望した人も、人の期待を裏切ったと感じている人でさえも」

猛烈な勢いで高齢社会に突進している我が国で、老人が孤独な厄介者になってゆく現状は悲しいことです。私は、孤独死しようとしていた朝倉さんの意思が見えるような気がします。

## 手を懸崖《けんがい》より撒せざれは

ずっと福岡に住んできた患者さんのお宅に往診に行くと、高齢の人たちの生き方や話の中に博多町人の精神文化の残渣を見るような思いをすることがあります。一例をあげると、創業者が福岡の出身だった石油会社が仙厓《せんがい》和尚の禅画や書をカレンダーにして顧客に配っていました。それが今でも患者さんの枕元に掛けられているのを時々見ます。ときには本物が表装されたり、額に入れられたりしていることもあります。

仙厓和尚は江戸時代の高僧、福岡市博多区にある我が国最初の禅寺・聖福寺の住職でしたが、洒脱な人柄で、「仙厓さん」と呼ばれて博多の人々に愛された存在でした。山中紳一さん（五十九歳）のお宅にうかがった時に、仙厓さんの絶筆が掲げられていました。山中さんの御先祖は代々博多で暮らしてきたそうです。

山中さんは、八年前に国立病院の外科で上行結腸がんの診断のもと腫瘍の全摘術を受けました。進行がんだったためリンパ節もできるだけ切除し、抗がん剤投与も行われています。一連の治療が奏功してがんはコントロールされたかに見え、中学や高校の同窓会活動などに熱心に取り組んでいました。広い庭のある親代々の家に住んで資産の運用をしており、傍目にもゆったりとして、幸せそうな生活ぶりでした。

ところが、一年前に頭痛を訴えるようになり、物が二つに見えるなどの症状が出たため、国立病院脳神経外科を受診し、ＭＲＩで頭蓋底転移が確認されました。放射線治療を受けて症状は消えています。しかし、半年後には倦怠感と腹痛が出て同じ病院の内科で診てもらった結果、肝転移が見つかりました。

**二ノ坂**　僕らのクリニックに来たときに持ってこられた紹介状には、予後は一カ月以内だろうとありました。山中さんは、最初は自分で車を運転して通院していましたが、「歩くのが大儀」と言いだし、一週間目には奥さんから「自室から車までの移動が大変」と連絡があり往診することにしました。

**後藤**　私が初めて往診した時のこと、診察が終わって目を上げると、部屋の壁には仙厓和尚の偈《げ》が掲げられていました。死が避けられない事態だと知った父親が、曽祖父から受け継いだものだと言って、そこに掛けたということでした。それに見惚れていると、山中さんが痩せ細った手に筆をとって、それを読み下したものを紙に書いてくれました。それにはこう書かれていました。

来時来処を知る
去時去処を知る
手を懸崖より撒せざれは

雲深くして処を知らず

なんとなく、この父子の覚悟が表れているような気がしましたが、意味はよくわかりません。私の教養のほどを察した山中さんは、ベッドの脇に積んであった本の山から一冊を取り出して私に手渡すと、ぐったりと目をつぶりました。それは博多に昔から続く菓子屋の先代社長が書いた、仙厓和尚の逸話集(『仙厓百話』石村善右著　石風社　二〇〇七年)でした。家に帰ってページを繰ってみると、その偈の意味がわかりやすく書いてありました。

「人間として生まれ出てくる時は、その来る処をちゃんと判っていなければならない。死んで行く時は、その先ぐらいははっきりと、今此処と見きわめておかねばならぬ。然しながら、そうはいってみても、そのままではいかぬ。一度崖から手をはなして谷底へ落ちてみなければ(宗教的に大死一番しなければ)谷底のくわしい様子は上から覗いたくらいでは雲がかかってい て、中々わかるものではない」と。

**二ノ坂**　二週目に入った頃、「腹満感あり、足のむくみが一日一日悪くなる」と連絡がありました。血を採って調べてみると腎不全の一歩手前の状態でした。それから肝腎症候群は急激な進行をたどり、僕たちが往診を始めてから二週間の経過で亡くなりました。

**後藤**　私は山中さんの死を知って、彼が死んで行く先をはっきりと見きわめようと、さっさと崖から手をはなして谷底へ落ちてしまったような印象を持ちました。

奥さんと息子さんは、死戦期に交々《こもごも》に「戻って来て」、「ちょっとでもいいからもう少しこっちに居て」と呼び続けただけでなく、ドイツ在住の娘さんに電話して、娘さんの声を耳元で聞かせていた姿が瞼に焼き付いています。

山中さん本人には予後に関してははっきりとは言っていませんでしたが、保険の書類から事実を知り、「三カ月以内か。予想より長いな」とつぶやいていたということでした。それ以来、身辺の整理を進めていたそうですが、亡くなる一週間前まで車の運転をしていたほどでしたので、予想を超えた進行に家族は十分な心の準備ができなかったようです。

## にわか

**後藤**　福岡で生まれ育った高齢の患者さんの自宅に往診していて、しばしば思うことがあるのですが……。自分の本心や才能、地位などをひけらかさず、自分のことも「おちょくる」あるいは「おちゃらかす」と言いますか、少し突き放した見方をして飄々《ひょうひょう》と生きている人が多いように思います。深刻な問題も眉間にしわ寄せずサラリと語る、それが相手に対するサービスというか……、これが博多流なんでしょうね。

私は小学校四年の時に長崎を離れ、福岡市の西のはずれの小学校から教育大の附属中学に入りました。この中学には博多の町の子が大勢いたのですが、彼らは私たちをヤボな連中と見ていたように思います。江戸時代の初めから福岡の西半分は武士の町で、東半分は博多と呼ばれる商人の町だったんです。

**二ノ坂**　長崎も鎖国時代に貿易を通じて大いに栄え、上方や江戸の文化がいち早く取り入れられた町でしたが、僕も唐、明の時代から栄えた博多とは歴史の厚みがちょっと違うなと感じたことがあります。

**後藤**　高齢の患者さんたちと接していると、笑いという妙薬を大事にした文化の名残りを見る思いをすることがあります。例えば博多にわか。博多にわかと言えば、とっさに高橋隆さん（七十八歳）のことを思い出しますね。

高橋さんは博多にわか振興会の会長さんでした。去年の夏、左胸の痛みを自覚して近医を受診して肺がんの診断がつきました。すぐに国立病院で手術を受け、その後外来通院していましたが、その年の春に再発し制がん剤の内服を開始しています。

夏になると声が嗄れてきたのでＣＴの検査を受けると腫瘍は大きくなっており、縦隔に浸潤していることがわかりました。都心の病院で喉頭形成術が行われる予定でしたが、全身状態から見て危険性が高いということで中止となっています。「肺がんに関してご本人には、積極的検査・治療は難しいと説明を行いました。予後につきましてはご家族においても『長くはない』とのご認識です」という紹介状を持って緩和ケアのためにクリニックに来院されました。

**二ノ坂**　高橋さんは、胸壁の腫瘍が自壊し浸出液が出ていました。それで一日に三、四回のガーゼ交換を実施することにしました。左胸部の疼痛は消炎鎮痛剤では治まらなかったため、放射線を照射しオピオイドを使ってなんとか抑えていました。日常生活動作はほぼ自立していました。

高橋さんはこれまで精力的に博多にわかの公演を行い、普及活動に努めていました。退院してから約一カ月間は、公団住宅四階の自宅から息を切らせながら階段を昇り降りして、公演に出掛けていました。呼吸困難がひどくなって公演に出られなくなっても、振興会の事務に精を出していました。

実際には在宅療養を行った期間は短いものでした。在宅酸素を開始しましたが、全身倦怠感は改善せず、食欲も低下していました。しかし高橋さんは苦痛を訴えたことは一度もなく、いつも淡々と症状を述べていらっしゃいました。その辺が、博多の人の矜持《きょうじ》ですかね。

実は僕は、それまで博多にわかについて、よく知りませんでした。

**後藤**　小学生時代から福岡に暮らした者として、私は博多の文物にはある程度なじんでいたつもりなんです。博多にわかについても、「その昔、博多の町人はサムライが嫌いでしたので、さっと寄って、にわかに武士の行いや藩政の悪口を言うや否やパッと散っては憂さ晴らしをしていた。その時どこの誰かわからないように顔の半分を隠す面を付けた」という程度の知識は持っていました。

しかし、率直に言って私の博多にわかに対する認識は、「ちょんまげのカツラを被りおかしな面をつけて博多弁でしゃべる、オヤジギャグと駄洒落の掛け合い」といった程度のもので、あまり興味も持てなかったんですよ。

**二ノ坂**　僕は高橋さんを診るようになって、博多にわかについてにわか勉強したんですがね、僕の知ったところでは、世相を題材とした即興笑劇で、博多弁でしゃべり、最後に同音異義語で面白いオチをつけて話をまとめるもの。全国に〈にわか〉はいくつかあるが、そもそも大阪で始まった〈大阪にわか〉で大まかなスタイルが出来上がって全国に広まったらしいということなどです。鬱積する町人の不満のガス抜きのために、姫路の悪口祭りを黒田藩の藩祖父子が取り入れたらしいという説もありましたが、これはちょっと意外でした。

**後藤**　高橋さんのお宅に往診すると、いつもにこやかに迎えてくれました。診療がすむと博多にわかの話になるのが常でしたね。そんな時には高橋さんは本当に生き生きして、かすれ声で一所懸命話してくださいました。

ある時、「盆踊りがにわかに転化したという説もありますが、本当ですか」と尋ねたことがあります。高橋さんは言下に「そりゃ違《ちご》うとる。考えてもみなざい、祖先の霊を慰める仏教行事に関連した盆踊りとは起源も性格も違うことはわかるじゃろ」と否定し、「そもそも博多に盆踊りがあったという記録はなかし、盆踊りは田舎者の踊りと軽蔑しとったふうのごたる」と補足されました。

**二ノ坂**　僕は、博多にわかの精神について尋ねたことがあります。

すると「博多にわかは風刺……」とまず言って水で喉を潤し、「世の中の出来事を捉えて巧みに劇化するが、台本はなく一回きりのもの。……寸鉄人を刺すような批評を加えて、爆発的哄笑《こうしょう》のうちに終わり……、観る人の胸に何物かを喰いこませねばやまない力を持っている……博多の人々の胸中に燃えあがる抑えきれない何ものかの発露」とゆっくりと最小限の言葉を選んで教えてくれました。

**後藤**　在宅を始めて間もなく食道の狭窄が急速に進行し、食物・水分も入らなくなりましたが、精神的には落ち着いていました。

そんな時に、私が「博多の人々に愛された仙厓和尚は、博多にわかの元祖の一人と考えていいですか」と尋ねると、これも言下に否定されました。「それも違うとります。……仙厓さんは即興、風刺、洒落、滑稽を身上としとらっしゃったが、……残した言葉には『にわか』のにの字もなか、……どの禅画を見てもにわかのかけらもなかでっしょうが……」と。

## 二ノ坂

最後の一週間に急速に衰弱しました。ご本人が「こんなに早く進行するとは思っていなかった」と慌てたほどで、「振興会の連中に言い残さにゃならん言葉、録音しておきたかった」と焦っていました。それでも相変わらずにわかの話に熱中し、「ぼてかずら」に「にわか面」といわれる半面をつけて一席披露してくれました。

亡くなる四日前に、高橋さんの思いが叶って博多にわか振興会の申し送りが実現しています。世話人を呼びよせて一時間、一所懸命に話したのです。その後ホッとしたように眠りにつかれ、奥さんは娘たちと話して、「このまま家で看取りたい」と言われました。

亡くなる三日前、孫が耳元で「さかな釣って来るよ」と言うと、即座に「塩焼き！」と返していました。

子どもたち、孫が全員そろったところで呼吸が静かに弱くなり、息を引き取りました。すると、みんながワッと寄ってきて、にぎやかに冗談を言い交わしながら死後の処置をしていました。

在宅ホスピスの風景－１２

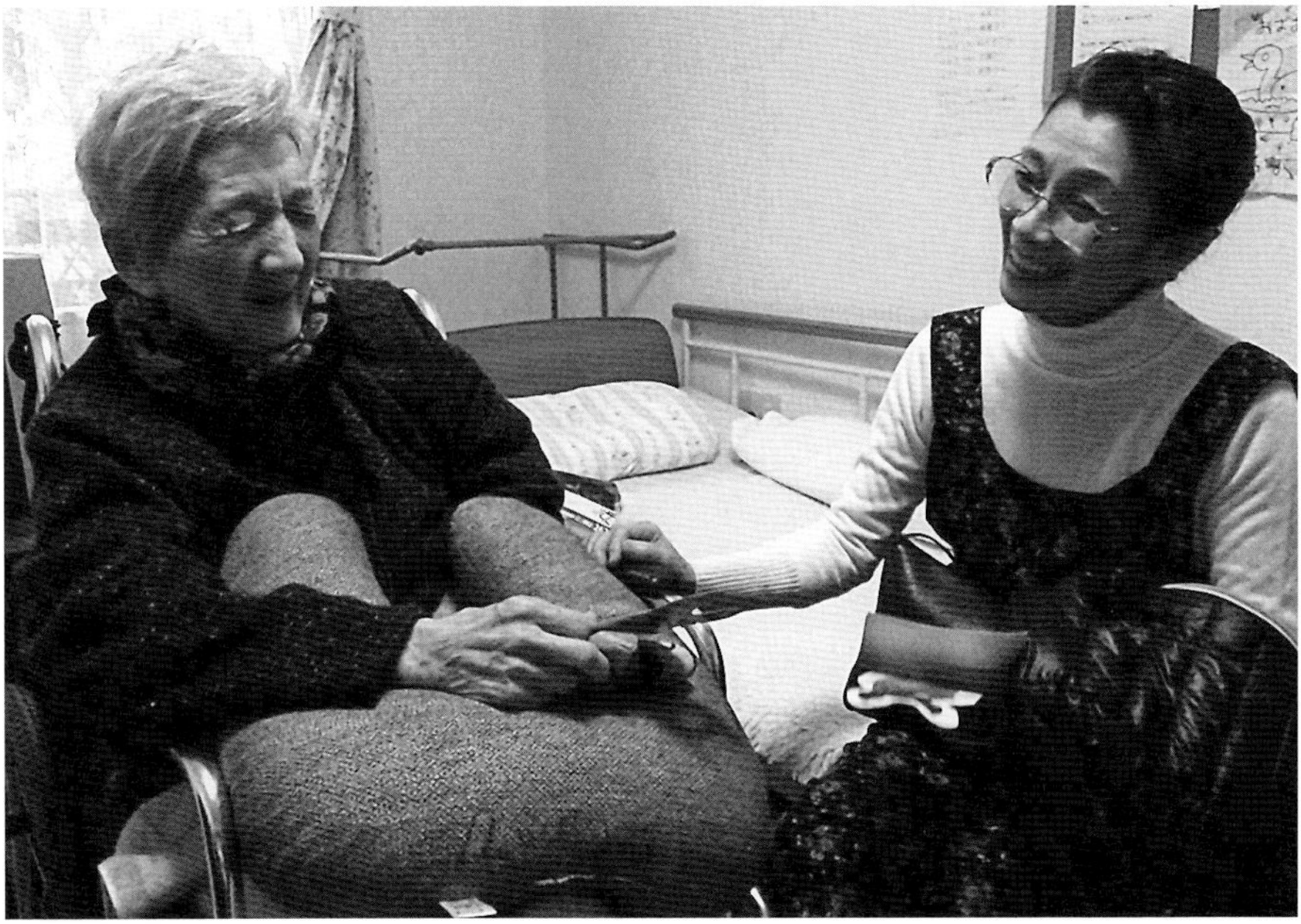

# おわりに

にのさかクリニックのチームに加わって過ごした四年の間に、私は終末期医療・看護という仕事の、豊かでより深い意味を理解できるようになったと思います。心の中に、命と社会に対する信頼感が大きく育っていたのではないかと思うのです。崖っぷちに立っているような人とその家族の示す思いやり、勇気、希望に魂を揺さぶられるような日々を過ごしているうちに、原爆の惨禍から立ち直ろうとしていた長崎で過ごした子どもの頃から、ずっと私に付きまとっていた言いようのない不安感と苛立ちも、いつの間にか影をひそめていました。

こうして見てきますと最期の迎え方は人によってさまざまですが、そこで示される人びとの勇気と知恵に私はいつも大きな感銘を受け、改めて人間というものに対する信頼の念が増す思いがします。

ここに取りあげた物語はある意味、どこにでもある平凡な話だと言えるでしょう。そして話の主人公はみな逝ってしまいました。しかし、すべての物語はその人の死で終わるわけではないと確信できます。その人とつながりをもった人々のネットワークは残り、静かな湖面に広がる波紋のように、別の波紋と相互作用を起こし、水面に複雑な模様を広げ続けています。

在宅ホスピスでさまざまな人と出会い、さまざまな局面に立ち会っていると、昔から人間同士の関係を彩っていた豊かさと多面性は今も健在であるだけでなく、情報の持つ先端性をも併せ持っているということがわかります。私たちが看取りをしたケースの中にはコミュニティの力をまざまざと見せつけられるケースがたくさんありました。というより、在宅ホスピスは程度の差こそあれコミュニティの助けを借りないとできないものであるということかもしれません。

現代社会では政治や経済などと同様に、医療も人々の手の届かないところにある巨大なシステムによって管理、運営されています。科学が医学の中心を占めてから久しく、今や医療従事者の多くは科学の範疇でしか命を考えられなくなっています。そのようななかで、個人が大病院中心の今の医療体制に疑問を持ち、そこで行われている医学・医療の核になるものが欠落していることに気づいたとしても、結局のところ一人では何もできないという無力感や焦燥感にとらわれがちです。

しかし、人は人と繋がりたいという自然な欲求を持っているものです。人の繋がりの中で発信された情報はネットワークを通じて広がり、コミュニティの構成員の成長を促すように思います。そして、やがては社会の風潮や仕組みを変えていく力を持っていき、いつか、終末期の命は病院からコミュニティの中へ、そして命の担い手の主力は「市民」へと移っていくのではないかと思います。

多くの患者さんを診ている私たちは、科学で説明できないことが日々起きていることを知っています。それは計測できないことですが観察でき、知ることのできる重要なことです。命を見つめること、その神秘に畏敬の念を抱くことによって、孤立して生きる危うさ、傲慢さ、そして個人的な因果律から解放されるのではないでしょうか。私たちが謙虚になってはじめて、私たちが生に属していることを思い出し、生を支配しようとすることを止め、人智を超えたものの働きを知ることができるのではないでしょうか。

このような本を書いてみると、おのずから宗教にふれるところが少なくないのに気付きました。そういう部分は読む人を遠ざけますし、割愛したほうがすっきりするかとも思いました。しかし、「死」という見つめることのできない問題に直面した時に、私は、誰しも何かしら宗教的なものを求めていくと感じています。ですから、そのような個所をすべて割愛するようなことは敢えてしませんでした。

程度の差こそあれ、私たちにとって死の恐怖というものは強いものです。ここに出てくる何人もの人が、死を目前にしてたじろぎ、怒り、嘆き、戸惑っています。そのような苦しみをさらけ出すこともまた、残された者に対する信頼の証、贈り物とも言えるのかもしれません。

二〇一七年一月

後藤　勝彌

## □　在宅療養を始めるための基本情報

在宅療養を始めたいけどどういう手順で始めたらよいのかわからない、あるいは自宅で生活する際の手助けが欲しいけど、どこに相談したらよいのかわからないという方のために、在宅療養の始め方について簡単に説明します。

〈入院中の場合〉

①病院の地域医療連携室などに居るソーシャルワーカーや看護師、そして主治医に自宅へ帰りたいと伝えることから始めます。

②連携室などを通して、在宅診療を行っているクリニックや在宅療養を行っている事業所へ相談が入ります。

③入院中の病院で退院前カンファレンスが開催されます。安心して在宅療養が始められるように、本人、家族、病院スタッフ、在宅療養に従事しているスタッフが一堂に会して話し合いをします。病状の把握にはじまり、在宅療養体制の確認、入院が必要になった場合のバックアップ体制（一般病棟で良いか、ホスピス緩和ケア病棟の方が適切かも含めて）などを討議します。

④利用するサービス体制をケアマネジャー（もしくは各事業所間）が調整します。調整がすめば退院して在宅療養の開始となります。

〈いま自宅で生活している場合〉

①直接、在宅療養な医療機関へ相談します。もしくは、担当のケアマージャーなどに訪問診療（往診）を受けたいと伝えてください。

②患者さんの自宅でサービス担当者会議が開催されます。入院中ではないので、病院のスタッフは参加しませんが、内容は先述の③と同じです。
③利用するサービス体制をケアマネジャー（もしくは各事業所間）が調整して、新たな在宅療養の開始です。

□訪問診療（往診）の意味と実際

状態に応じて薬による痛みのコントロールや点滴などを行います。定期的な診察を行うことによって体調の変化を把握することができるとともに、急な症状の変化にも迅速に対応することができます。

また、予測しうる状態変化や、その時の対処法なども随時伝えることができます。

二十四時間対応の訪問看護ステーションと連携し、必要時には緊急往診も行います。

□在宅療養でできることは多い

モルヒネを始めとするさまざまな鎮痛剤を用いての疼痛管理。

ＩＶＨ（中心静脈栄養）、人工呼吸器、経管栄養、在宅酸素、ストーマ（人工肛門）などの管理。

輸液（点滴）、輸血、気管切開、腹水・胸水穿刺、尿道カテーテル留置、褥瘡などの創処置。

超音波検査などの画像診断。

□多様なメンバーでサポート

訪問診療医・訪問看護師などの医療チーム、ソーシャルワーカー、ケアマネジャー、ヘルパー、ボランティア、地域の住民などの生活支援チームが連携して在宅療養を支えます。

□訪問診療を行っている施設へのコンタクトは

日本ホスピス在宅ケア研究会のホームページを見ると各都道府県にある施設を知ることができます。

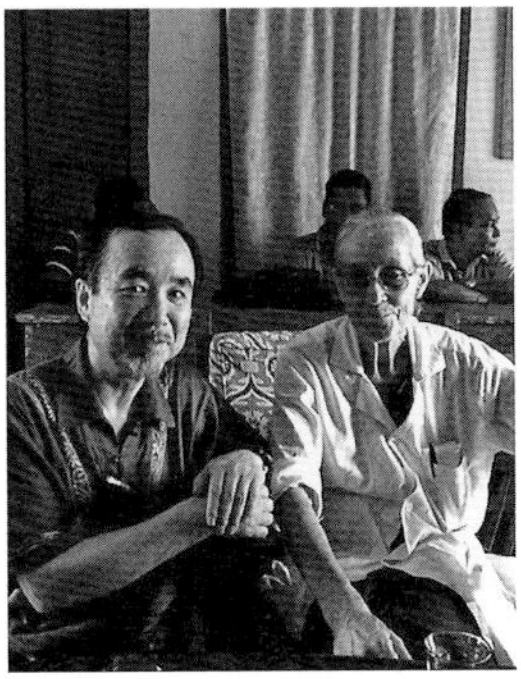

二ノ坂保喜（写真左）
（にのさかやすよし）

1977 年、長崎大学医学部卒業。同年 6 月、長崎大学病院第 1 外科入局。1979 年、大阪府立病院救急部勤務をはじめ、医法）池友会下関カマチ病院、福西会川浪病院など勤務ののち、1997 年、にのさかクリニック開設、現在に至る。
2014 年、第 3 回日本医師会赤ひげ大賞受賞。
「日本ホスピス在宅ケア研究会」理事、「バングラデシュと手をつなぐ会」代表。「バイオエシックスと看護を考える会」の開催などの他、多数の社会活動に取り組む。
著書：『市民ホスピスへの道〈いのち〉の受けとめ手になること』（共著）『病院で死ぬのはもったいない〈いのち〉を受けとめる新しい町』（共著）ともに春秋社、『在宅ホスピス物語～生と死に向き合うとき』（青海社）、『在宅ホスピスのススメ』（共著、監修）他

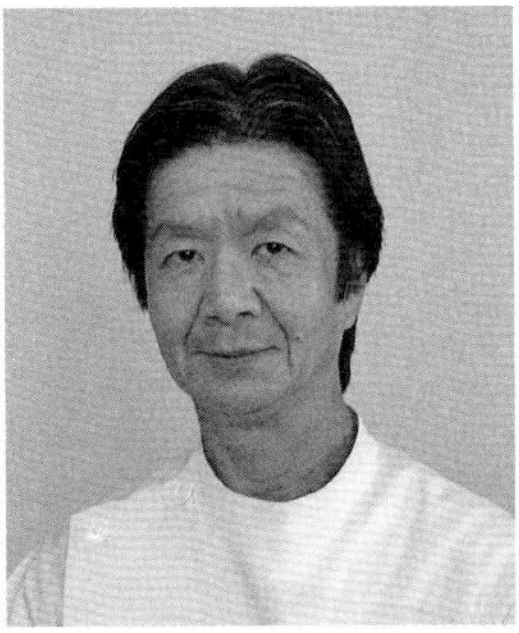

後藤勝彌
（ごとうかつや）

1967 年、九州大学医学部卒業。
社会医療法人大田記念病院名誉院長（広島県福山市）
2012 年、にのさかクリニック非常勤医師を勤め現在に至る。
第 3 回世界脳血管内治療学会副会長（1995 年、京都）
第 15 回日本脳神経血管内治療学会会長　（1999 年、福岡）
朝日新聞社「週刊誌 AERA」、2003 年特集〈日本の名医 80 人〉の一人に選ばれる。
講談社「別冊　月刊現代〈医師がすすめる最高の名医＋治る病院〉2005 年版の一人に選ばれる。

在宅医が看取りを通して語る

**逝くひとに学ぶ**

---

2017 年 2 月 6 日　第 1 刷発行

二ノ坂保喜
後藤　勝彌

発行所　図書出版木星舎
発行者　古野たづ子
〒 814-0002　福岡市早良区西新 7 丁目 1-58-207
TEL 092-833-7140　FAX 092-833-7141
印刷・製本　大同印刷株式会社
ISBN978-4-901483-92-6